PILATES

PARA TODOS

DENISE AUSTIN

Estrella de los programas de televisión
The Daily Workout y Fit & Lite

PILATES
PARA TODOS

Título original: *Pilates for Every Body*, by Denise Austin. Copyright © 2002 by Denise Austin. Published by arrangement with Rodale, Inc., Emmaus, PA, U.S.A.

alamah

De esta edición:
D. R. © Santillana Ediciones Generales, S.A. de C.V., 2003
Av. Universidad 767, Col. del Valle
México, 03100, D.F. Teléfono (52) 54 20 75 30
www.**alamah**.com.mx

Distribuidora y Editora Aguilar, Altea, Taurus, Alfaguara, S. A.
Calle 80 núm. 10-23, Santafé de Bogotá, Colombia.
Santillana Ediciones Generales, S. L.
Torrelaguna 60-28043, Madrid, España.
Santillana S. A.
Av. San Felipe 731, Lima, Perú.
Editorial Santillana S. A.
Av. Rómulo Gallegos, Edif. Zulia 1er. piso
Boleita Nte., 1071, Caracas, Venezuela.
Editorial Santillana Inc.
P.O. Box 19-5462 Hato Rey, 00919, San Juan, Puerto Rico.
Santillana Publishing Company Inc.
2043 N. W. 87 th Avenue, 33172, Miami, Fl., E. U. A.
Ediciones Santillana S. A. (ROU)
Cristóbal Echevarriarza 3535, Montevideo, Uruguay.
Aguilar, Altea, Taurus, Alfaguara, S. A.
Beazley 3860, 1437, Buenos Aires, Argentina.
Aguilar Chilena de Ediciones Ltda.
Dr. Aníbal Ariztía 1444, Providencia, Santiago de Chile.
Santillana de Costa Rica, S. A.
La Uruca, 100 mts. Oeste de Migración y Extranjería, San José, Costa Rica.

Primera edición: noviembre de 2003
Primera reimpresión: enero de 2004
ISBN: 968-19-1325-6
Fotografías de cubierta: Hilmar (frente) y Charles Bush (lomo)
Diseño de colección: Ideograma (www.ideograma.com.mx), 2001
D. R. © Diseño de interiores y cubierta: José Luis Trueba Lara
Impreso en México

Índice

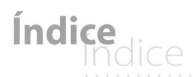

Dedicatoria
Dedicatoria

A mi querido esposo Jeff, para quien nuestra familia siempre está primero, y a la alegría de mi vida: mis hijas Kelly y Katie.

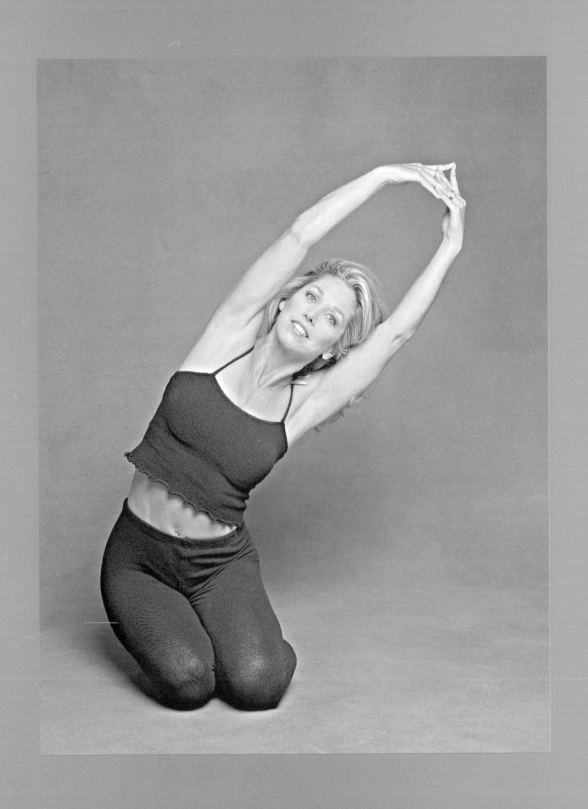

Agradecimientos

Agradecimientos

Cuando se trata de agradecer, siempre pienso primero en mamá. Ella falleció el año pasado, y no pasa un día sin que la recuerde. Mamá, te extraño mucho. Te dedicaste por completo a nosotros, tus cinco hijos; gracias a ti estamos juntos, algo por lo que siempre estaré agradecida. Somos muy cercanos gracias a ti y a tu actitud optimista. Te amo. Papá, gracias por enseñarme a ser fuerte.

A mi dulce esposo, Jeff, por ser siempre tan cariñoso, divertido y por apoyarme siempre. Llevamos casados 18 años y no dejo de disfrutarte. Gracias por ser un esposo tan maravilloso y un papá genial para nuestras preciosas hijas, Kelly y Katie. Amo nuestra familia y nuestra vida juntos.

Quiero agradecer a todo el personal de Rodale por hacer posible este libro, especialmente a Tami Booth, Elizabeth Crow, Sharon Faelten y Carol Angstadt.

Un enorme agradecimiento a Alisa Bauman, quien en verdad hizo posible este libro, y que estuviera a tiempo. Gracias, estuviste estupenda.

Un agradecimiento especial a Michael Broussard y Jan Miller, mis agentes literarios. Los quiero mucho.

Part

uno

Lo que Pilates
puede hacer
por ti

El poder detrás de Pilates

El poder detras de Pilates

Durante 25 años, como profesionista en salud y acondicionamiento físico, he enseñado casi todo tipo de ejercicio, incluyendo entrenamiento de fuerza, aeróbicos y yoga. Tengo la firme convicción de que la mejor medicina preventiva es hacer ejercicio con regularidad. Es excelente tanto mental como físicamente; el ejercicio regular ayuda a que te sientas bien contigo misma. Y de eso se trata, ¡de estar sana y ser feliz!

De todas las formas de ejercicio que he enseñado, Pilates es una de mis preferidas. Me encanta Pilates porque ayuda a acondicionar el cuerpo sin castigarlo. Para mí, que tengo 45 años, eso es importante.

Creado por el gimnasta Joseph H. Pilates hace más de 80 años, el método involucra una serie de ejercicios que aplican una concentración intensa en los músculos abdominales, en especial en la capa más profunda de músculos del abdomen. Además de ayudar a formar un precioso vientre plano, los músculos abdominales fuertes mejorarán el equilibrio y la coordinación, aparte de ayudarte a realizar otros tipos de ejercicio con mayor facilidad.

Además de afirmar los abdominales, Pilates también ayuda a fortalecer y estirar el cuerpo de pies a cabeza, ayudándote a aumentar tu altura. Este sistema único creará músculos largos, delgados y tonificados, parecidos a los de una bailarina.

El método Pilates combina estos ejercicios con la concentración mental y el trabajo de respiración. El resultado es un programa de acondicionamiento físico y mental que no sólo te ayuda a crear el mejor cuerpo de tu vida, sino también a sentirte equilibrada, calmada y renovada, mental y emocionalmente.

Pilates para todos es un programa integral de Pilates. Se enfoca a todo el cuerpo: el abdomen y la espalda, la parte superior (brazos y hombros) y la parte inferior del cuerpo (cadera, glúteos y piernas). Verás y sentirás los resultados en tan sólo diez sesiones.

Agregué mi toque para Pilates. Mi planteamiento es más que una serie de movimientos corporales porque se puede personalizar de acuerdo con necesidades individuales. Incluí un número de rutinas entre las cuales puedes elegir. Algunas de éstas te ayudarán a trabajar puntos problemáticos en particular, como la cadera, los muslos y los glúteos, mientras que con otras podrás tratar ciertos problemas de salud, como el dolor en la espalda. Ciertos ejercicios están diseñados para personas con muchas ocupaciones que tienen poco tiempo para hacer ejercicio, en tanto que otros resultan más completos y vigorosos.

También incluí una serie de variaciones a los ejercicios, desde el nivel para principiantes hasta los que implican mayor dificultad. Como muchos ejercicios pueden realizarse en una posición sentada o reclinada, los pueden llevar a cabo quienes tengan sobrepeso o problemas de rodilla y, por tanto, no sean capaces de hacer un ejercicio agotante como el *jogging*. Independientemente de tu nivel de condición física, antecedentes de salud o limitaciones de tiempo, encontrarás una rutina que te ayude a construir un cuerpo delgado, firme y equilibrado en apenas tres semanas.

La historia de Pilates

Contrario a lo que muchos suponen, el método Pilates no es nuevo. Joseph Pilates desarrolló su método de acondicionamiento corporal para ayudar a rehabilitar pa-

Denise-ología...

"Pilates te puede ayudar, sin importar tu edad a bajar de peso sin tener flacidez."

cientes confinados a una cama en un hospital de Inglaterra, donde trabajó como enfermero durante la Primera Guerra Mundial. Para facilitar a los pacientes a recuperar fuerza, Pilates amarró resortes a sus colchones para que, al jalarlos y ejercer presión, aquéllos adquirieran resistencia.

Cuando Pilates se mudó a Nueva York en la década de los veinte, trajo consigo el método de acondicionamiento que perfeccionó. Al principio, los bailarines lesionados acudían a Pilates para que los ayudara. Los ponía a hacer una serie de ejercicios en una máquina que llamó el Reformador. Este aparato tipo cama tenía la característica de ser una plataforma deslizable horizontal con resortes que podían ajustarse a fin de permitir diferentes niveles de resistencia.

Algunos de los principales clientes de Pilates incluían a la afamada bailarina, maestra y coreógrafa Martha Graham y al renombrado coreógrafo George Balanchine. En poco tiempo, los bailarines de toda Nueva York empezaron a tocar la puerta de Joseph Pilates. Incluso uno de mis mejores amigos y colegas, Cal Pozo, en ese entonces bailarín de Broadway, recurrió a Pilates para que le ayudara luego de una lesión que sufrió en la cadera mientras bailaba en el musical *Amor sin barreras* a finales de la década de los cincuenta.

Conocí a Cal muchos años después, en 1988, cuando me ayudó a coreografiar uno de mis primeros videos de ejercicios. Desde entonces ha sido mi mentor, y su experiencia en Pilates me alentó a crear mis videos *Mat Workout Based on the Work of J. H. Pilates* (*Ejercicios sobre tapete basados en el trabajo de J. H. Pilates*) y *Pilates for Every Body* (*Pilates para todos*).

Como Pilates quería ayudar a cuantas personas pudiera, en la década de los sesenta desarrolló una serie de ejercicios que pudieran realizarse sobre tapetes, sin aparatos, y lograr los mismos beneficios de una mecánica corporal mejorada; músculos delgados y elásticos; y un acondicionamiento corporal general. Con los años, el método de Pilates sobre tapete se extendió y, ahora, celebridades de Hollywood como Madonna, Sharon Stone y Julia Roberts, así como deportistas incluyendo jugadores profesionales de futbol americano como los 49's de San Francisco, hacen la rutina de Pilates.

Conforme más personas probaron el método Pilates, se siguió esparciendo la voz acerca del mismo. En poco tiempo empezaron a aparecer por doquier gimnasios donde se impartía el método Pilates, tanto en ciudades grandes como en pequeñas, haciendo que el método fuera accesible no sólo para ricos y famosos, sino para todos. Hoy en día, todo el mundo utiliza el método Pilates, desde las personas que asisten a spas, hasta entusiastas del acondicionamiento físico, atletas y artistas.

Para mí, ése es el aspecto más emocionante de Pilates. Sin importar su condición actual, atleta o haragán, con tonificación o flacidez muscular, hombre o mujer, joven o viejo, todos pueden hacerlo.

Todo mundo obtiene beneficios. Por eso incluí tantas rutinas diferentes en este libro. Cada rutina se dirige a un objetivo específico, de modo que cada lector pueda usar este libro por distintos motivos en diferentes ocasiones.

Puedes elegir la rutina que mejor se ajuste a tus necesidades en este momento y después seleccionar una diferente, cada vez que lo necesites. Con *Pilates para todos*, ¡siempre tendrás la variedad necesaria para seguir motivada!

Tus músculos abdominales son tu "centro de energía"

El secreto del éxito de Pilates no radica en los movimientos en sí mismos. Muchos de ellos no se ven muy diferentes a tu postura básica sentada, los ejercicios para abdominales o las *asanas* de yoga. La verdadera clave se encuentra en lo que denominamos el centro de energía: tu abdomen, el centro de tu cuerpo.

Pilates hace trabajar la capa más profunda de los músculos abdominales para realinear y moldear, de nuevo y por completo, el cuerpo. A diferencia del levantamiento de pesas, que se enfoca en un músculo a la vez, con Pilates el cuerpo trabaja como una unidad, empezando desde el centro y estirándose hacia arriba y afuera. Durante el levantamiento de pesas e incluso en un ejercicio abdominal, los músculos se fortalecen y acortan; en esencia, los extremos de cada músculo se aproximan. Durante los movimientos de Pilates, los músculos trabajan en una variedad de movimientos más completos. Fortaleces el músculo al mismo tiempo que lo estiras, de modo que sus extremos se separan más y no se contraen. Esta combinación de estiramiento y fortalecimiento te ayuda a desarrollar un cuerpo delgado y tonificado, como el de una bailarina.

El abdomen se compone de cuatro músculos: recto mayor, oblicuos menores y mayores, y abdominales transversales. El recto mayor forma el "conjunto de seis", los abdominales superiores que atraviesan en forma vertical desde el esternón hasta la pelvis. Muchas personas, incluso quienes hacen abdominales a diario, tienen un punto débil en la parte inferior del recto mayor, debajo del ombligo. Ahí es donde la mayoría de los vientres tienden a abultarse. Mis ejercicios de Pilates están dirigidos a ese punto débil y se enfocan justo donde los necesitas.

Pilates también tiene como objetivo ejercitar los oblicuos menores y mayores, es decir, los músculos abdominales que forman la cintura en la zona lateral del abdo-

El ejercicio de Pilates sobre tapete comprende una serie de movimientos que aplican una concentración intensa en un grupo de músculos, en particular sobre los músculos abdominales que aquí se muestran.

Oblicuos mayores

Recto mayor

Abdominales transversales

Oblicuos menores

men; y los abdominales transversales, músculos profundos que no se trabajan en muchas otras formas de ejercicios abdominales. Los transversales cargan la espalda y sostienen el ombligo. Un transversal fuerte es la clave para una postura adecuada, una espalda sin dolor y un vientre plano.

Asimismo, con Pilates se fortalecen y estiran los músculos de la espina dorsal, los erectores espinales, que mantienen la columna vertebral recta y erguida y por eso conservarás un torso fuerte y flexible tanto en el frente como en la espalda.

Todos esos trabajos en conjunto crean un centro firme, con más equilibrio, coordinación, fuerza y flexibilidad. Lo denominamos el centro de energía porque en verdad es ahí donde puedes encontrar tu fuerza. Una parte de Pilates es fuerza explosiva (un estallido breve y repentino) y la otra es resistencia, la combinación que proporciona tanto fuerza como gracia.

De qué manera me benefició Pilates

Pilates ha cerrado el círculo de mi carrera deportiva y de acondicionamiento físico. Empecé a entrenar gimnasia a los doce años y practicaba de cuatro a cinco horas al día, competía e incluso gané una beca atlética completa en la universidad. Era mi vida. Cuando recuerdo mi entrenamiento de gimnasia hace 30 años, me doy cuenta de que los ejercicios tipo Pilates eran parte de mi calentamiento y acondicionamiento (Joseph Pilates también fue gimnasta). Movimientos como la posición sentada en V (llamados balancín por Pilates) y la posición en T, preparan a los gimnastas para que se sostengan en las barras paralelas y se paren de manos en la viga de equilibrio. ¡Pero no te preocupes, no espero que hagas saltos mortales, volteretas ni vueltas de carro!

Empecé a hacer los ejercicios tipo Pilates a principios de la década de los noventa y pronto descubrí que Pilates se había convertido en uno de mis secretos para mantenerme joven y en forma.

En mi plan personal de acondicionamiento físico practicaba las rutinas de Pilates tres veces a la semana, ajustando mis sesiones después de mi caminata vigorosa. También alteré algunos de mis movimientos de tonificación regulares para hacerlos más parecidos a Pilates. La combinación me permitió acondicionar con efectividad todo mi cuerpo en tanto sentía, de manera simultánea, cómo se estiraban mis músculos.

Los resultados fueron innegables. Varias personas, incluyendo a mi marido, me dijeron que las piernas se veían más delgadas. Los músculos abdominales siempre habían sido mi fuerte, pero Pilates me ayudó a mantenerlos planos y firmes, aun después de tener dos hijos. Mido 1.70 metros de estatura, siempre quise ser un poco más alta y definitivamente no quería encogerme conforme envejeciera. Pilates me ayudó a tener mayor altura; me hacía sentir como si midiera 1.80 metros.

Descubrir Pilates cuando estaba por cumplir 40 años fue una bendición. Me di cuenta de que necesitaba una forma más sencilla y suave de mantenerme en forma sin hacer rebotar o chocar mis articulaciones.

El movimiento fluido, suave y delicado de Pilates me dio la respuesta, pues me ayuda a equilibrar mis ejercicios cardiovasculares y desarrollar músculos fuertes y flexibles. Todavía camino, corro y levanto mancuernas, pero Pilates me ofrece un ejercicio combinado de tonificación y estiramiento, ayudándome a crear un cuerpo más equilibrado de adentro hacia afuera.

Incluso en los días en que estoy más ocupada, hago un poco de Pilates, aunque sea de cinco a diez minutos. Los mini ejercicios me ayudan a sentirme estirada y tonificada de pies a cabeza. Asimismo, conservo la zona dorsal fuerte y sana, otro gran beneficio de esta técnica.

Comentarios de la gente

Luego de estudiar con algunos de los mejores instructores, empecé a incorporar Pilates en mi programa *Fit & Lite* (*En forma y ligera*) en Lifetime TV, combinando los movimientos de Pilates con mis ejercicios para tonificar el cuerpo y realizar rutinas cardiovasculares. A los televidentes les encanta. Recibo miles de cartas diciendo cuánto disfrutan y se benefician del programa. *Fit & Lite* pronto se convirtió en el programa de acondicionamiento físico número uno de la televisión hasta la fecha.

Me emocionaron tanto los resultados y la retroalimentación positiva del programa *Fit & Lite*, que en el 2000 salió a la venta mi video *Mat Workout Based on the Work of J. H. Pilates* y se convirtió en el video de ejercicios más vendido en Estados Unidos. Poco después empecé a recibir correos electrónicos y cartas maravillosas de muchas personas donde me comentaban cómo les ayudaron los ejercicios Pilates.

Estas personas me decían que se sentían más fuertes y delgadas y que ya no tenían problemas de espalda. Además, lograron un mayor equilibrio y mejor coordinación. Pilates cambió por completo la forma de su cuerpo. Bajaron de medidas de talle y muslos. ¡Algunos habían crecido hasta tres centímetros! Una maratonista me escribió diciendo que sólo Pilates, y no todos esos kilómetros recorridos, transformaron su cuerpo, aplanaron su vientre y levantaron sus glúteos.

Esto es lo que decían algunas personas:

"Si puedo, todos los días hago los ejercicios de Pilates de su video y del programa *Fit & Lite*", dice Tammy, de 40 años. "Pasé de ser talla dieciocho a talla doce. Me siento mucho mejor, pero todavía no termino. Gracias a usted, estaré más delgada."

Diane, una universitaria a punto de casarse, escribió: "Cada tercer día hago los ejercicios de sus videos *Pilates Mat Workout* y *Power Yoga Plus*. Las sesiones de veinte minutos me ayudan a reducir el estrés cotidiano. El semestre pasado obtuve una buena calificación ¡y un cuerpo sano! Realmente me siento más alta y delgada y, por primera vez en mi vida, tengo tono muscular y el estómago de lavadero que siempre soñé. Ahora estoy planeando mi boda ¡me voy a ver de maravilla con mi vestido!"

Pilates también ayudó a que Merlinda, de 29 años, estilista de Colorado Springs, controlara su peso. "En marzo me pesé y no me gustó el número que vi: ¡63 kilos! Compré su video *Pilates Mat Workout* y nueve meses después pesaba 56 kilos", dijo Merlinda. "Gracias por hacer ejercicio conmigo en casa. ¡Lo disfruté mucho!"

Tanto hombres como mujeres observan resultados sorprendentes. "Descubrí Pilates en su programa *Fit & Lite*", comenta Erin R. Myers, una representante de finanzas de 24

Denise-ología...

"Dedica unos minutos al día para relajarte. Es fácil y requiere de poco tiempo. Cierra los ojos, respira profundo unas cuantas veces y siéntete flotar."

años de Baltimore. "Realmente aumentó mi fuerza en el abdomen, mucho más que con las abdominales que hacía. Incluso llegó a motivar a mi esposo, un *marine*, para que probara hacer los Pilates. Estaba tan impresionado con los resultados que les enseñó los movimientos a otros *marines* en su escuadrón."

La combinación de Pilates con los ejercicios cardiovasculares normales produce un programa de acondicionamiento total, con beneficios para la mente y el cuerpo. "Hace año y medio, tenía un sobrepeso de 30 kilos. Vi una foto mía y me di cuenta cuán fuera de control estaba mi vida", dice Kelly Brandt, de 30 años, de O'Fallen, Montana. "Ahora, como rutina diaria, todas las mañanas hago los movimientos de Pilates de su programa *Fit & Lite*. Luego hago 30 minutos de algún tipo de ejercicio cardiovascular. Cada tercer día por la tarde hago 20 minutos de su video de Pilates. Ahora tengo el peso que quería y jamás me había sentido tan bien. Luego de hacer mis rutinas de Pilates siento mucho estímulo, me siento más fuerte, delgada y llena de energía. Realmente puedo decir que me cambió la vida. Definitivamente recomendaría el método Pilates para cualquier persona que quiera sentirse mejor, física y mentalmente."

Muchos televidentes me hicieron saber que Pilates funcionaba en formas que otros tipos de ejercicios no lo hacían. "El método Pilates es el único ejercicio que he realizado con el que en verdad obtuve resultados", dice Charyl Cammarota de 46 años, una secretaria legal de Collingswood, Nueva Jersey. "Mi problema siempre ha sido el estómago. Nunca ha sido plano, incluso después de bajar casi catorce kilos. Pero su video de Pilates y el programa *Fit & Lite* han hecho maravillas. Mi estómago se ha reducido de manera considerable. Además, cuando termino los ejercicios, me siento delgada. Estoy más alerta y tengo más energía. (Ya casi nunca tengo esas recaídas a mediodía.) Mi presión sanguínea y colesterol están bajo control. De hecho, en mi revisión anual hace unas semanas, el ginecólogo me dijo ¡que tenía mejor forma y salud que la mayoría de las mujeres de mi edad!"

La belleza de Pilates es su versatilidad, pues la gente obtiene beneficios de diversas formas. Muchas mamás me escribieron diciéndome que Pilates ayudó a que su estómago estuviera plano y perdieran "el peso del bebé". Una televidente me dijo que desarrollar su fuerza central le ayudó a mejor bailarina y porrista. Otra escribió que Pilates le ayudó a mantenerse en forma luego de desarrollar artritis, y poder hacer ejercicios aeróbicos de alto impacto. Y un hombre que levantaba pesas me dijo que Pilates le permitió reponerse más rápido después de una ardua sesión en el gimnasio.

Esas cartas y las personas que he conocido, me convencieron de escribir este libro y compartir este sorprendente método con muchas más. Quiero difundir todo sobre Pilates de modo que puedas estar en condición para siempre.

Basada en la retroalimentación no sólo de los televidentes sino también de mi familia y amigos, sé que Pilates sirve para todo tipo de cuerpo. Por ejemplo, le mostré el método Pilates a Kristine, mi hermana mayor, a quien de inmediato le atrajeron los ejercicios porque le recordaban los que hacía en las clases de ballet cuando era niña.

Mi hermana Donna, a quien siempre presiono para que haga ejercicio, también se benefició del método. Mi hermana Anne, quien tuvo a sus tres hijos por cesárea, realmente necesitaba reafirmar y fortalecer su vientre. La convencí de que hiciera la Rutina abdominal avanzada de 10 minutos (en la parte 3 de este libro). La realiza casi todas las mañanas, y se nota en su vientre plano. Mi hermano Michael también ha probado con algunos movimientos a fin de mantener una espalda con flexibilidad para su trabajo como constructor. Por último, mi esposo Jeff a veces hace conmigo la sesión de Pilates en casa. Las posiciones en T en especial le han ayudado a estilizar su cintura y sus atléticos músculos abdominales ¡a los 50 años!

Todos se benefician de Pilates

Es probable que uno de los aspectos más interesantes de Pilates es que cualquier persona lo puede hacer y que todos obtienen resultados sorprendentes. Como el cuerpo no rebota, se estremece o se tensa, las rutinas de Pilates ofrecen el ejercicio ideal para personas que, debido a dolores en las articulaciones o debilidad muscular, rehúyen al ejercicio.

También es conveniente. Si sigues los ejercicios en este libro o de mi video *Pilates for Every Body*, no vas a necesitar de equipo pesado y caro, y puedes llevar a cabo los ejercicios donde y a la hora que sea. Algunas de las rutinas de este libro duran menos de 12 minutos, lo cual hace de Pilates la práctica perfecta para cualquier persona que no tenga suficiente tiempo para hacer ejercicio. Tienes 10 minutos para fortalecer tus músculos abdominales y espalda, ¿o no? Empezarás a ver y sentir los resultados en diez sesiones.

Denise-ología...

"No hay nada más gratificante que cuidar de uno mismo."

A manera de resumen, las siguientes son algunas de las muchas formas en que te beneficiarás con la práctica regular de Pilates.

Una columna sana y flexible. Pilates ofrece más soporte a la columna al crear mayor espacio entre las vértebras. Ese espacio adicional no sólo te hace ver más alto, sino que también te da mayor movilidad ya que la columna se transforma de una vara rígida a una hilera elástica de perlas. Esta nueva flexibilidad previene problemas degenerativos de la columna, como los discos herniados. Asimismo, te ayuda a moverte con mayor gracia y facilidad.

Un mejor equilibrio y una mayor coordinación. Si tienes más de 40 años, el equilibrio empieza a desmejorar debido al debilitamiento de los músculos y la pérdida de sensibilidad de los receptores nerviosos. Pilates revierte este proceso de envejecimiento al estabilizar tu centro. Pilates trabaja en los músculos pequeños y profundos, que son necesarios para mantener el cuerpo firme al caminar y la columna tanto flexible como fuerte.

Menos dolor y rigidez. Si padeces dolores de osteoartritis, descubrirás que al estirar tu cuerpo mediante el método Pilates ayudarás a aliviar el dolor. Es vital realizar el ejercicio apropiado para manejar la artritis, ya que aumenta la flexibilidad durante los estiramientos y reduce el dolor y el cansancio. El estiramiento ayuda a enviar los nutrientes vitales a los músculos y tendones, ayudando a mantenerlos sanos y disminuir el riesgo de una lesión. Asimismo, estimula la producción del lubricante en las

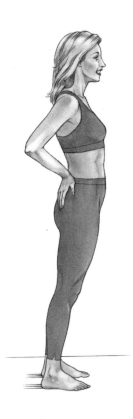
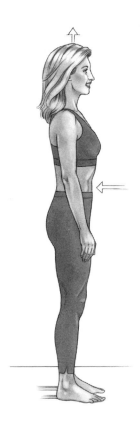

Muchos de nosotros compensamos la debilidad de los músculos abdominales y la rigidez de los músculos de la espalda empujando hacia adelante la cadera, arqueando la región lumbar y sacando el estómago. Lo anterior debilita y estira los abdominales inferiores, que son muy importantes y necesarios para que el vientre esté plano. Los hombros, en cambio, responden a la debilidad muscular al caer hacia el frente.

Pilates revierte la mala postura al fortalecer el vientre, el cual jala la pelvis de nuevo a su posición. Ésta, a su vez, levanta los músculos flexores de la cadera, alarga los músculos anteriores en los muslos y disminuye el arco de la espalda. Al fortalecer tu centro de energía, todos estos cambios ocurrirán de modo natural. Descubrirás que, de pie, tendrás mayor estatura y no necesitas recordarte constantemente que no debes estar desgarbado.

articulaciones (líquido senovial) y previene las adherencias. Conforme aumenta la circulación, se aflojan piernas, espalda, cuello y hombros, lo cual alivia el dolor y la rigidez. Una de mis amigas, de 57 años, pensaba que su artritis jamás mejoraría. Luego probó con mis rutinas de Pilates y ¡desapareció el dolor en las articulaciones!

Pilates también da como resultado una ligera mejoría en la postura, que elimina la tensión y, por tanto, el dolor de cabeza, de espalda, de cuello y otras dolencias.

Un acondicionamiento más sutil y amable.
Si no estás en forma, Pilates te ofrece una estupenda manera de iniciar con cuidado cualquier plan de acondicionamiento físico. Pilates no provoca tensión en las articulaciones ni desgasta los ligamentos y cartílagos alrededor de éstas, sobre todo en rodillas y hombros. Acondiciona los músculos de manera equilibrada y aumenta el conocimiento de uno mismo al atraer tu atención hacia tu interior. En realidad, Pilates es muy rehabilitante. Es como asistir a sesiones de terapia física. De hecho, a diferencia de otras formas de ejercicio, puedes ejercitarte a diario sin riesgo alguno, ni someter a un mayor esfuerzo músculos y articulaciones. Sin embargo, para ver los resultados, debes realizar estos ejercicios al menos tres veces a la semana. Pero debes ser constante, ésa es la clave.

Progreso en la actitud mental y aumento de motivación.
Pilates también ofrece un beneficio a la salud emocional. Los movimientos suaves y constantes aquietan la mente y calman el sistema nervioso. Conforme estiras y fortaleces los músculos, mejora la circulación y eliminas con rapidez la tensión. Cada ejercicio te dejará con una sensación de tranquilidad, equilibrio y rejuvenecimiento. Concentrarte en liberar la tensión te pone en el camino hacia un cuerpo, tanto exterior como interior, más saludable.

Un regreso rápido a la figura anterior al embarazo.
Muchas mujeres que han dado a luz me preguntan cómo logré un vientre tan plano después de dos hijos. Les enseño tres movimientos sencillos de Pilates: Entrecruzado (página 90), Estirar las piernas (página 88) y La rana (página 186). Las mujeres realizan los movimientos y funcionan. No se requiere de mucho tiempo, pero si haces ejercicio con regularidad, notarás los resultados. Los músculos tienen una memoria maravillosa. Con un poco de tonificación, regresan a su lugar.

Mi manual
de Pilates

Mi manual
de Pilates

C ada movimiento de Pilates, cuando se hace correctamente, empieza en tu centro (abdomen), permanece en tu centro y termina en tu centro. Un centro fuerte:

- permite a una gimnasta pararse de manos y a un yogui a pararse de cabeza,
- permite al artista marcial patear y romper una tabla y a una bailarina saltar en el aire,
- proporciona más brío a un golpe de tenis, mayor velocidad durante una carrera y mayor control en el slalom de esquí,
- genera fuerza en la región abdominal y reduce la dilatación de la edad madura, ayudando a alcanzar objetivos nunca antes imaginados.

De ahí la importancia de que te muevas a partir de tu centro antes de intentar cualquier rutina de Pilates. Si pierdes el enfoque en el centro, pierdes muchos beneficios de Pilates.

Para que me entiendas, intenta este ejercicio sencillo que llamo Subir el cierre de tus músculos abdominales.

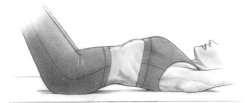 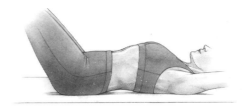

Recuéstate boca arriba con las rodillas flexionadas, los pies planos sobre el piso y la espalda ligeramente arqueada. Concéntrate en el área pélvica y el vientre, abajo del ombligo. Jala hacia arriba y adentro esos músculos, como si estuvieras subiendo el cierre de un corsé. Este movimiento jala el ombligo hacia la columna, estira el torso, y crea más espacio entre las costillas y la cadera.

Observa cómo levantas un poco la pelvis y aplanas la espalda aunque todavía tienes una ligera curva en la región lumbar. Toma nota de la longitud de tu centro. Memoriza esta sensación. Imagina el cierre. Ahora trata de cerrarlo más y estírate conforme el cierre imaginario sube por el abdomen, te comprime provocando que estés más alta. Así es como debes sentirte en cada ejercicio de Pilates.

Además de *subir el cierre de tus músculos abdominales*, sigue estos consejos útiles para la postura durante cada ejercicio de Pilates.

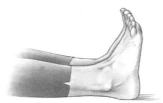 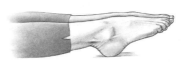

Los pies. Algunos movimientos requieren que flexiones los pies. En otros es necesario que los extiendas o apuntes los dedos en cierta dirección. Cuando flexiones los pies, aplica presión en los talones para extender el cuerpo, pero mantén rectos los dedos de los pies, no los estires hacia la espinilla. Cuando apuntes con los dedos, genera el estiramiento extendiendo el dedo gordo del pie, pero no lo apuntes o extiendas de más, enroscando los dedos hacia los arcos.

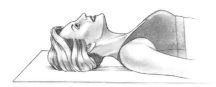 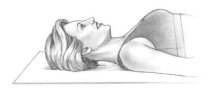

El cuello. No arquees el cuello, como se muestra a la izquierda. Concéntrate en estirarte a partir de la coronilla y mete un poco la barbilla hacia adentro, como se muestra a la derecha.

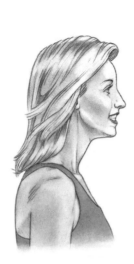 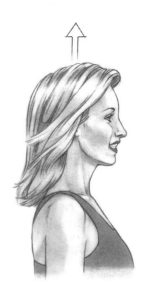

La cabeza. No muevas hacia adelante la barbilla ni encorves los hombros al frente, como se muestra a la izquierda. En cambio, centra la cabeza directamente sobre los hombros, como se muestra a la derecha. Debes sentir las orejas alineadas con los hombros. Para alargar la columna, imagina que una varilla te recorre desde la coronilla hasta el coxis.

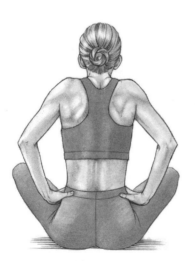 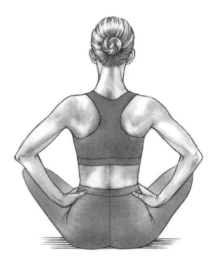

Los hombros. Muchas personas, cuando se concentran, encogen los hombros hacia las orejas, como se muestra a la izquierda. Esto crea tensión en el cuello y obstruye la respiración. Tus hombros deben estar abajo y hacia atrás, abriendo el pecho, como se muestra a la derecha. Piensa que los omóplatos descienden por la espalda hasta la cadera. Luego, jala los hombros hacia arriba y atrás. Debes sentir abierto el pecho.

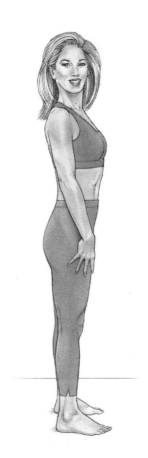

Conjunta todo. Párate con los pies en la posición correcta, con la articulación entre el dedo gordo del pie y el segundo dedo debajo de las rodillas. Jala los músculos pélvicos hacia arriba y adentro, contrae los músculos abdominales hacia la columna, estira hacia arriba, estira a partir de la coronilla y relaja los omóplatos hacia abajo y atrás. ¿Acaso no te sientes de maravilla? ¿Sientes la energía que te genera esta postura?

Los principios de Pilates

Cuando empieces cada sesión de Pilates, es importante que tengas en mente estos nueve principios.

Concentración. Para realizar correctamente los ejercicios, tendrás que concentrarte en todo momento en los músculos abdominales (manteniéndolos hacia adentro y arriba). Piensa en "largo" y "delgado". Extiende el torso y conserva estirado el cuerpo.

Respiración. Como en Pilates se requiere que contraigas los músculos abdominales hacia la columna, tu bajo vientre no debe estar abultado y hacia afuera en tanto el aire entra en los pulmones. Tampoco querrás que la obstrucción abdominal te obligue a respirar superficialmente. A fin de respirar bien, debes expandir tu caja torácica, sobre todo a la altura de la región dorsal.

Al principio sentirás extraña esta técnica de respiración, así que inténtala ahora. Siéntate bien y erguida. Conforme inhalas, mantén los músculos abdominales inferiores hacia adentro y planos, pero procura que las costillas se expandan hacia afuera con la respiración, como si tuvieras un aro de hula-hula alrededor del tórax e intentaras expandir las costillas para sostener el aro en su lugar. Cuando respires, debes sentir un estiramiento en las costillas y la región dorsal. ¡Debes sentirte bien!

Inhala por la nariz y exhala por la boca. Cuando exhales, suelta un suspiro perceptible. Te ayudará a relajarte.

Mientras te mueves y al mismo tiempo respiras, automáticamente respirarás más profundo a fin de que tus inhalaciones correspondan con los movimientos corporales. Estas inhalaciones y exhalaciones profundas eliminan de los pulmones el aire estancado y los rellenan con un aire fresco lleno de oxígeno, brindando energía a todo el cuerpo. Permite que el cuerpo se mueva con su cadencia. Esto te ayudará a concentrarte en el momento, haciendo que la rutina de Pilates sea una práctica de meditación.

Conforme realizas los ejercicios, utiliza la respiración para llamar la atención de tu mente hacia el presente y eliminar la tensión corporal. En cada ejercicio mantén los músculos abdominales "ocupados" y estira la columna. Por ahora, sólo recuerda que debes respirar mientras te mueves.

Denise-ología...

"La energía se encuentra en el oxígeno. ¡Así que haz respiraciones profundas, nutritivas y llenas de energía!"

Denise-ología...

"Pilates es mi filtro mental. Elimina cualquier sensación de ansiedad, me relaja, me llena de energía y me divierto."

Control. Es probable que en otras actividades de acondicionamiento físico, primero hayas aprendido los movimientos y después perfeccionado su forma. En Pilates es al revés. Primero aprendes a controlar los músculos abdominales y después aprendes una serie de movimientos progresivos. En todo momento debes sentir que controlas tu cuerpo. De lo contrario, se está moviendo por encima de tu nivel de capacidad. Haz cada movimiento en forma lenta y controlada. Que cada movimiento sea importante.

Enfoque en el centro. Todo en Pilates empieza en el centro (los músculos abdominales y el centro de energía) y se mueve hacia afuera. Antes de cada ejercicio, pon atención a tu centro, asegurándote de que esos músculos abdominales estén contraídos hacia arriba y adentro. Con el tiempo, mantendrás un centro fuerte aun cuando estés parada en la fila de la caja del supermercado, sentada en tu escritorio, conduciendo el auto o viendo la televisión.

Fluidez. Pilates es una serie fluida de ejercicios, en la que cada uno lleva de manera ininterrumpida al siguiente. Rara vez te detienes para mantener una sola posición. Cuando lleves a cabo estos ejercicios, debes sentir que te mueves con gracia.

Precisión. A lo largo de este libro, presento mis Consejos útiles de Pilates para ayudarte a que hagas bien un ejercicio, de modo que recibas un beneficio total. Presta atención a cada Consejo útil de Pilates para cada movimiento. El ajuste más insignificante puede ser la diferencia entre sentir bien un movimiento o no sentirlo en absoluto.

Denise-ología...

"No te preocupes por lo que no puedes cambiar.
Olvídate de las culpas. No valen la pena.
Haz un esfuerzo por dar equilibrio
a tu salud, condición física, alimentación
y felicidad."

Imaginación. Si te visualizas haciendo ejercicios de Pilates, los aprenderás más rápido. Cuando practicaba gimnasia, me imaginaba ejecutando una rutina de piso perfecta. La visualización me ayudó a desempeñarme mejor. Imagínate realizando ejercicios perfectos, luego hazlos. Te sorprenderá de qué manera tu imaginación puede transformar tus resultados.

Intuición. Tal vez hayas escuchado la frase "Escucha a tu cuerpo". Pilates te enseñará a afinar esa habilidad. Pon atención a cómo sientes tu cuerpo en cada ejercicio. Si te duele algo, no te fuerces. Quizá sólo necesites afinar el ejercicio. Sigue practicando. Con el tiempo, estarás en sincronía con tu cuerpo, permitiendo que la intuición del mismo te indique cuántas repeticiones hacer y cuánto tiempo sostener un estiramiento. Algunos días te sentirás más flexible y fuerte que otros. Haz lo mejor que puedas y siempre escucha tu cuerpo.

Integración. En Pilates, tu cuerpo y tú trabajan como uno solo. Pronto integrarás este principio en tu vida diaria. Te darás cuenta de que caminas con desenvoltura. En lugar de sólo usar las piernas, emplearás todo el cuerpo. Esta integración dará nueva gracia a tus movimientos y, créeme, ¡la gente notará una conexión con "todo tu cuerpo"!

Por último, y antes de empezar, haz algo simple aunque efectivo: sonríe.

Lo que necesitarás

Mucha gente, cuando piensa en Pilates, se acuerda de un aparato llamado el Reformador. Este aparato, que por lo general se encuentra en gimnasios o en centros de acondicionamiento donde imparten clases de Pilates, aumenta la resistencia, creando un ejercicio de Pilates muy efectivo. Sin embargo, a menos que vivas en una ciudad grande, tal vez te sea difícil encontrar tanto centros de acondicionamiento físico que cuenten con aparatos reformadores, como quienes ofrezcan lecciones particulares con el Reformador, que son bastante caras.

Las rutinas incluidas en este libro se parecen a los ejercicios realizados en el Reformador y ejercitan los mismos músculos, a una fracción del costo. Sólo necesitarás una superficie cómoda sobre la cual recostarte, como un tapete para ejercicios (los venden en cualquier tienda deportiva), una toalla gruesa, o un piso con alfombra. Para algunos de los ejercicios, tal vez necesites una almohada o cojín, una silla, una pelota grande para ejercicios (también se le conoce como pelota de resistencia o de estabilidad), ligas elásticas para ejercicio, o una serie de mancuernas ligeras (de cinco a diez kilos para casi todas las mujeres o de 20 a 25 kilos para mujeres más fuertes y hombres).

Ni siquiera necesitas ropa o zapatos deportivos de precios exorbitantes. Usa la ropa con la que te sientas cómoda y te permita moverte con mayor libertad. Si lo prefieres, puedes hacer los ejercicios de Pilates descalza. No obstante, yo te sugiero que uses zapatos para las rutinas que requieren mancuernas, sólo por si acaso te cae una sobre el pie.

Denise-ología...

"El envejecimiento es 70 por ciento estilo de vida. Consérvate joven, come bien, haz ejercicio con regularidad y mantén una actitud positiva."

En las siguientes tres partes del libro, presento una variedad de rutinas de Pilates de las cuales puedes elegir. En algunas de ellas, incluí un poquito de yoga, ballet y entrenamiento de fortalecimiento, todo enfocado a Pilates. Sea cual fuere la rutina o rutinas que elijas, todas ofrecen acondicionamiento y moldeo para todo el cuerpo.

En la parte dos, Los movimientos centrales, presento tres diferentes rutinas de Pilates: El programa Pilates para principiantes, El programa integral de Pilates y El programa de calentamiento y enfriamiento. El programa Pilates para principiantes es una excelente forma de empezar si no estás en forma o tienes sobrepeso, si hace poco diste a luz, o si sufres de un dolor crónico, como artritis o dolor de espalda. Luego de realizar las rutinas del programa Pilates para principiantes durante tres o más semanas, estarás lista para El programa integral de Pilates, una rutina intermedia. Si practicas yoga o haces los ejercicios de mis videos *Power Yoga Plus, Mat Workout Based on the Work of J. H. Pilates* o *Pilates for Every Body*, tal vez te sientas lo bastante

A la hora que sea y donde sea

Lo único que necesitas para hacer los ejercicios de Pilates es un espacio de un metro, a veces incluso menos. Así que puedes realizar las rutinas casi donde sea, en el piso de tu recámara, tu oficina o hasta en un reducido cuarto de hotel, si es que viajas. Yo hago mis ejercicios en los lugares más extraños. Por ejemplo, cuando voy manejando en el carro o espero en la fila de la caja, me concentro en "subir el cierre de mis músculos abdominales".

El propósito de Pilates es que los ejercicios sean suaves y relajantes, de modo que olvídate de cualquier distracción antes de empezar. A menos que estés viendo el video *Pilates for Every Body* o el programa de LifeTime Television, *Fit & Lite*, apaga la televisión, pon música suave y despeja tu mente.

No es fácil, ya lo sé. Todos estamos tan ocupados que nuestra mente constantemente está acelerada. Procura mantener la mente concentrada en tu respiración. Si vuelves a pensar en la lista del supermercado, olvídalo, enfocándote en tu respiración. Conforme desarrollas las posturas, tu respiración te atraerá hacia el presente.

fuerte y flexible para omitir El programa Pilates para principiantes y empezar con El programa integral de Pilates. Utiliza El programa de calentamiento y enfriamiento antes o después de la rutina Pilates de tu elección o luego de los regímenes de ejercicios cardiovasculares sugeridos en la parte cuatro.

En la parte tres, Elige tu plan, presento seis minirrutinas que se enfocan a determinadas áreas problemáticas (músculos abdominales, espalda, parte superior del cuerpo, o caderas, muslos y glúteos) para lograr metas precisas. Cada una de estas rutinas requiere de diez minutos o menos y te ayudará a concentrar tu atención en zonas específicas que necesitas mejorar.

En la parte cuatro, ofrezco Tu entrenamiento corporal integral de tres semanas. Este programa amplio y progresivo combina Pilates con un plan alimenticio, un plan de ejercicios cardiovasculares en casa y un plan de pensamiento positivo. También incluye un diario para ayudarte a llevar un seguimiento de tu progreso. Este programa volverá a dar forma a tu cuerpo y mente. De modo que, si tienes tiempo para todos los componentes, es la forma ideal de utilizar el libro. Luego de que avances en tu plan de tres semanas, puedes elegir cualquier otro que te guste. Por ejemplo, podrías probar El programa integral de Pilates en la parte dos, combinarlo y ajustarlo con otras rutinas.

Si bien muchos ejercicios de estos programas parecen fáciles, pronto te darás cuenta de la fuerza requerida para mantener el cuerpo en estas posturas. Tómate tu tiempo y no te desanimes, sobre todo si eres principiante. Mientras haces cada movimiento, concéntrate en mantener la forma y alineación correctas; no sacrifiques la forma por ahorrarte unos cuantos segundos. Tus movimientos deben ser suaves y fluidos. Si tienes problemas con un movimiento, no te sientas frustrada. Sigue practicando y pronto desarrollarás la fuerza y flexibilidad que necesitas. Te sorprenderá la rapidez con la que tu cuerpo avanzará de un ejercicio al siguiente.

Después de sólo diez sesiones, Pilates se convertirá en una parte natural de tu vida, como lo es en la mía, permitiéndote mantener un enfoque mental y físico dondequiera que vayas y mantener un abdomen plano con naturalidad.

Part

dos

Los movimientos
centrales

Tres programas completos, un enfoque fundamental

Tres programas completos, un enfoque fundamental

Esta sección te ofrece tres rutinas completas: El programa Pilates para principiantes, El programa integral de Pilates (una rutina intermedia con mayor dificultad) y El programa de calentamiento y enfriamiento.

Yo llamo a estos ejercicios (un total de 64) los movimientos centrales por dos motivos. El primero es que estas rutinas se enfocan en los ejercicios centrales desarrollados por Joseph H. Pilates en la década de los veinte. (Otras rutinas en este libro incorporan un poco de baile, levantamiento de mancuernas y otros movimientos, dándole una dosis más enérgica a mi planteamiento personal.) El segundo, cada ejercicio en las siguientes tres rutinas tiene como objetivo tu centro: tus músculos abdominales. Como lo mencioné en la parte uno, un abdomen firme ayuda a crear un cuerpo más largo, delgado, equilibrado y elástico.

En cada serie, los movimientos se realizan de acuerdo con la forma en que, por lo general, responden tu cuerpo y mente al ejercicio. Por ejemplo, las series para principiantes e integral empiezan con estiramientos suaves y sencillos, y después continúan con movimientos de fortalecimiento básicos que sólo requieren de un poco de coordinación. Los primeros ejercicios en cada rutina se enfocan en la espalda, cuyos músculos se estiran y calientan de modo que no se fuercen al someterlos a la siguiente secuencia de ejercicios en la rutina. Luego sigue con posiciones para ejercitar los músculos abdominales, los flexores de la cadera y los muslos para aumentar la circulación sanguínea y reafirmar y tonificar esas áreas. Enseguida, están las posiciones que ayudan a relajar la columna. Termina con posturas más difíciles que requieren equilibrio y mayor coordinación, así como fuerza y flexibilidad en las zonas lateral, anterior y posterior del cuerpo.

Cada movimiento que hacemos tiene un motivo. Así que hazlos en orden. Aun cuando cada rutina te ayudará a alcanzar objetivos ligeramente diferentes, todas tienen el mismo fin: crear fuerza central. En cada ejercicio, contrae el ombligo hacia la columna, como se describe en la parte uno.

Ésta es la forma de determinar cuál es el programa más adecuado para ti, basado en los objetivos de cada una de las tres rutinas y las formas en que te beneficien.

El programa Pilates para principiantes

Si nunca antes has hecho Pilates o no estás en forma, recién diste a luz, tienes sobrepeso, o un dolor en el cuello, en la región lumbar o de articulaciones crónico, empieza con

Denise-ología...

"Con Pilates, verás los resultados.
¡Vale la pena porque lo mereces!"

El programa para principiantes. He modificado los movimientos Pilates tradicionales para permitirte fortalecer tu centro y estirar y alargar los músculos clave con mayor comodidad que en El programa intermedio. En muchos he usado apoyos como toallas y almohadas, para aliviar el esfuerzo del cuello. En otros, simplifiqué la postura y sugerí flexionar las rodillas y apoyarse en los brazos como equilibrio, para que el principiante realice el movimiento con facilidad. En general los movimientos Pilates no fuerzan las articulaciones, los ejercicios en El programa Pilates para principiantes resultan aun menos exigentes y complicados que los movimientos en El programa integral de Pilates. El programa Pilates para principiantes también incluye ejercicios clave para ayudarte a estar en forma para el integral.

La rutina para principiantes no requiere más de 20 minutos. No te apresures y realiza los 18 movimientos en orden, ya que cada ejercicio preparará tu cuerpo para el siguiente. En cuanto aprendas los movimientos puedes consultar las secciones "en un vistazo" de dichas rutinas, para una referencia sencilla, de modo que te ayude a moverte de manera ininterrumpida en la secuencia correcta. En las siguientes páginas encontrarás la rutina, seguida de una demostración completa de la misma.

El programa integral de Pilates

Algunos de los 36 ejercicios en esta secuencia intermedia, en la página 75, son bastante sencillos de realizar para los principiantes, en tanto otros requieren de mayor coordinación, fuerza y flexibilidad. Hacer los 36 movimientos en orden requiere de fuerza abdominal, flexibilidad de la espalda y resistencia en general. Si ya realizaste El programa Pilates para principiantes durante tres o más semanas, si terminaste Tu entrenamiento corporal integral de tres semanas en la parte cuatro de este libro, si practicas yoga de fuerza o asistes a clase de Pilates desde hace unos meses, o si por lo regular haces los ejercicios de mi programa de televisión *Fit & Lite* o mis videos *Mat Workout Based on the Work of J. H. Pilates, Pilates for Every Body* o *Power Yoga Plus*, estás lista para la secuencia.

Esta secuencia de Pilates te proporciona toda la extensión de los movimientos de estiramiento y fortalecimiento que necesitas para un cuerpo alargado, delgado, elástico y fuerte de pies a cabeza.

El programa integral requiere poco más de 30 minutos para terminarlo. Al igual que con el programa para principiantes, lleva a cabo estos ejercicios en la secuencia presentada. Cada movimiento preparará tu cuerpo para el siguiente. Si no tienes tiempo, fuerza, flexibilidad o resistencia para realizar los 36 movimientos en una sesión, intenta los 18 movimientos más cortos del programa Pilates para principiantes, luego prueba de nuevo éste cuando te sientas preparada.

En cuanto aprendas los movimientos puedes seguir la versión abreviada de este programa, cuya referencia "en un vistazo" empieza en la página 126.

El programa de calentamiento y enfriamiento

La tercera secuencia de los movimientos centrales, en la página 131, incluye mis estiramientos favoritos. Utilízalos como calentamiento o enfriamiento antes o después del programa para principiantes o del integral. Asimismo, los puedes aplicar después de cualquier actividad aeróbica, como caminar, o incluso después de entrenar con mancuernas ligeras. Los puedes hacer en cualquier momento que tu cuerpo necesite relajarse, por ejemplo, darte un descanso después de trabajar durante horas en la computadora.

El programa de calentamiento y enfriamiento requiere poco menos de diez minutos y te sentará de maravilla. Al igual que las primeras dos rutinas, estos estiramientos forman una secuencia completa. Hazlos en orden, pasando con fluidez de un estiramiento al siguiente. En cuanto aprendas estos estiramientos, puedes continuar la versión abreviada de este programa, cuya referencia "en un vistazo" empieza en la página 144.

Las claves para el éxito de Pilates

En cada movimiento te ofrezco consejos útiles para ayudarte a visualizar el ejercicio, usar la forma correcta y realizar los movimientos sin riesgos. Ante todo, debes tener en mente lo siguiente:

Respira al mismo tiempo que te mueves

Si eres un novato en Pilates tal vez te encuentres conteniendo la respiración mientras te concentras para realizar los ejercicios. Recuerda respirar, te ayudará a relajarte.

La respiración también te dará la fuerza renovada para mantener por mayor tiempo una postura y te hará sentir que las rutinas son una especie de meditación. En la parte uno expliqué con mayor detalle cómo respirar durante el método Pilates. Estos son algunos consejos útiles adicionales:

- Para los ejercicios más difíciles utilizo lo que llamo la respiración de percusión: inhala rápido dos veces y exhala rápido dos veces. Piensa: "adentro, adentro, afuera, afuera". Inhala y exhala con fuerza, haciendo un sonido perceptible y percusivo. Usa todo el torso para jalar aire rápido dos veces y presiona para sacarlo. Te sorprenderá cómo mejorará tu resistencia, fuerza y flexibilidad. En un ejercicio en particular, Los cien (página 78), me extendí en esta técnica al inhalar y exhalar cinco veces con el estilo de percusión. Un mayor número de respiraciones ayuda a calentar todo el cuerpo, preparándolo para movimientos subsecuentes.
- Para los ejercicios en que necesitas sumergirte en un estiramiento prolongado, sugiero que respires profundo para estimular la relajación de los músculos. Así como las respiraciones profundas y purificantes ayudan durante el alumbramiento, también ayudan a hundirse con mayor profundidad en un estiramiento. Inhala profundo, llena los pulmones y exhala con un suspiro.
- Para casi todos los demás ejercicios, sólo respira con normalidad, inhalando por la nariz y exhalando por la boca. Procura uniformar la respiración con el movimiento y nunca contengas la respiración.

Antes que en la cantidad, piensa en la calidad

Hacer los ejercicios Pilates correctamente requiere de concentración. Al principio es probable que sientas raros los ejercicios, y tal vez no logres que cada posición sea apropiada en el primer intento. Sólo haz lo mejor que puedas. No hay problema en que modifiques las posturas al no terminar la serie completa de movimientos sugeridos. Jamás hagas trampa: no relajes los músculos abdominales permitiéndoles extenderse hacia afuera. Ésa es la clave del éxito de Pilates.

Piensa en lo "largo", no en lo "alto"

Cuando las personas hacen sentadillas, flexiones hacia adelante o cualquier otro movimiento de estiramiento o fortalecimiento, con frecuencia intentan tocarse la nariz con las rodillas, levantar los hombros lo más posible del piso o llevar a cabo algún otro desafío físico. En Pilates, en lugar de buscar verte impresionante, trata de estirar tu cuerpo. Por ejemplo, en el de Supermán (en la página 95), en vez de levantar las manos y los pies lo más posible, haz el movimiento de tal manera que intentes estirar el cuerpo a partir de la coronilla, creando la mayor longitud que puedas en la columna. No podrás levantar los hombros del piso tanto, pero realizarás el ejercicio con mayor efectividad.

Denise-ología...

"En Pilates, creamos músculos que se ven largos y delgados... no grandes y abultados."

El programa Pilates para principiantes

E l programa Pilates para principiantes ofrece la secuencia de ejercicios para quienes tienen sobrepeso, no están en forma, padecen artritis, les duele la espalda o tienen el vientre flácido debido a un alumbramiento reciente. (Si estás embarazada, antes de empezar cualquier programa de ejercicios, consulta a tu médico y no intentes ningún movimiento boca arriba después del segundo trimestre.)

Si tienes artritis, dolor de espalda o hace poco tuviste un bebé, Mi rutina de diez minutos para una espalda sana, también tiene como objetivo grupos de músculos importantes para ayudarte a estar y mantenerte sana.

A menos que se indique lo contrario, dedica al menos un minuto a cada ejercicio y haz diez repeticiones lentas de cada uno. Hazlos despacio, lleva a cabo movimientos fluidos y detente en cuanto sientas que ya es suficiente.

Estos ejercicios estirarán y fortalecerán los músculos necesarios para que continúes. Practica El programa para principiantes durante tres semanas, o el tiempo que sea necesario hasta que te sientas cómoda. Casi todo mundo se puede adaptar a un nuevo hábito en tres semanas; considera este periodo como tu objetivo. ¡Sí se puede!

Estiramiento para calentar con balanceo de rodillas

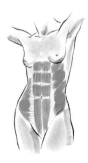

Beneficios

Calienta la espalda y los músculos abdominales, en especial los externos, para el resto de esta rutina de Pilates. En otras rutinas, también funciona como un excelente estiramiento para relajar entre movimientos pesados de Pilates.

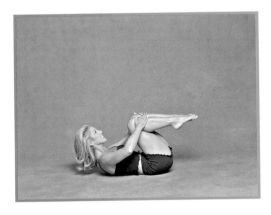

A. Recuéstate boca arriba con las rodillas flexionadas hacia el pecho. Sujeta las espinillas con las manos. Contrae los músculos abdominales hacia la columna y permite que la región lumbar se estire y ensanche. Conserva el estiramiento en tanto inhalas y exhalas tres veces de manera lenta y profunda.

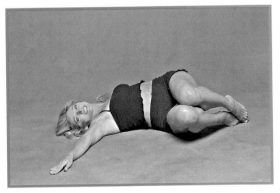

B. Coloca las manos sobre el piso a la altura de los hombros. Inicia el movimiento con los músculos abdominales, baja poco a poco las piernas y gira las rodillas a la derecha. Aprieta las rodillas mientras te mueves. Relájate y permite que la región lumbar se estire.

• Mantén las rodillas
juntas durante todo
el movimiento.
• Este movimiento debe
provocar una sensación
agradable en la región
lumbar. De no ser así,
no estás iniciando el
movimiento con el
abdomen.

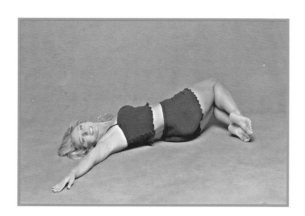

C. Utiliza los músculos abdominales para jalar las rodillas de nuevo al centro y luego bájalas hacia la izquierda. Conserva el estiramiento mientras inhalas y exhalas tres veces de manera profunda y lenta.

Denise-ología ...

"Nunca subestimes tu poder de cambiar
y mejorar. Eres una buena persona,
con cualidades maravillosas
y *puedes* alcanzar tus objetivos."

Fortalecimiento básico
de los músculos abdominales

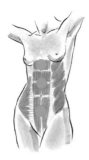

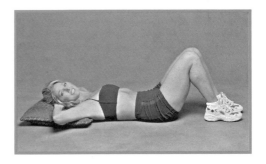

Beneficios

Ayuda a aumentar la circulación y fortalecer los músculos abdominales, para movimientos más pesados.

A. Recuéstate boca arriba en el piso y apoya la cabeza y el cuello sobre un cojín o almohada. Las rodillas deben estar flexionadas y los pies planos sobre el piso. Coloca las manos debajo de la nuca con los codos a los lados, hacia afuera.

Consejos útiles de Pilates

• Evita la tendencia a trabajar con la parte superior del cuerpo. Relaja los brazos y no los uses para levantar la cabeza y los hombros.
• Concéntrate en los músculos abdominales.

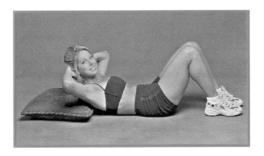

B. Contrae los músculos abdominales hacia la columna y exhala al mismo tiempo que te levantas, con las costillas dirigidas hacia la pelvis. Inhala conforme bajas de nuevo al piso. Durante todo el ejercicio, mantén la zona del ombligo plana. Repite.

Fortalecimiento de los músculos abdominales inferiores

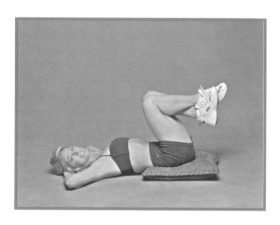

A. Recuéstate boca arriba en el piso y coloca un cojín o una almohada debajo de la cadera y los glúteos como soporte adicional. Levanta las piernas, flexiona las rodillas y cruza las piernas a la altura de los tobillos. Coloca las manos debajo de la nuca. Los codos deben estar a los lados, hacia afuera.

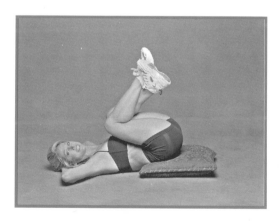

B. Contrae el abdomen hacia la columna y exhala al mismo tiempo que llevas la pelvis hacia las costillas, e inicias el movimiento con los músculos abdominales inferiores. Inhala en tanto bajas de nuevo la cadera. Repite.

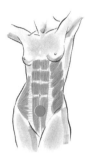

Beneficios

Prepara los músculos abdominales inferiores para continuar con un trabajo más pesado.

Consejos útiles de Pilates

• Lo debes sentir en los músculos abdominales inferiores y en las ingles.
• Antes de levantar la cadera, aprieta y jala hacia adentro los músculos de las ingles. Luego contrae el ombligo.

Fortalecimiento de los músculos abdominales inferiores

Mayor dificultad

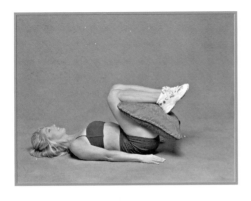

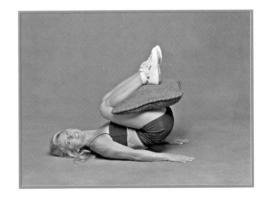

A. Si realizas la primera variación con facilidad, intenta ésta. Recuéstate boca arriba en el piso con las manos abajo a los costados y con una almohada sujeta entre las pantorrillas y los muslos. Estira el cuerpo desde la coronilla hasta el coxis.

B. Contrae los músculos abdominales hacia la columna y exhala al mismo tiempo que te levantas, con la cadera dirigida hacia las costillas. Inhala mientras bajas la cadera. Repite.

Denise-ología...

"Mantén la concentración en el área abajo del ombligo. Sólo tienes que hacer un pequeño movimiento para lograr un máximo efecto."

Abdominales
con ayuda

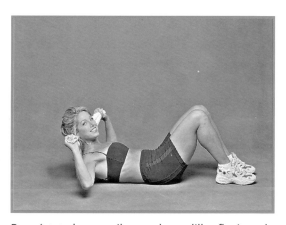

Recuéstate boca arriba con las rodillas flexionadas y los pies planos sobre el piso. Coloca una toalla enrollada debajo de la nuca. Toma los extremos de la toalla. Jala los músculos abdominales hacia la columna y exhala al mismo tiempo que te levantas. Si sientes tensión en el cuello, relájalo sobre la toalla. Repite.

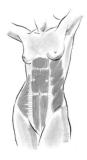

Beneficios

Muchos ejercicios requieren de los músculos abdominales sin apoyar el cuello. Debes tener tu cuello fuerte antes de continuar con ese programa. Si sientes que fuerzas el cuello, usa una toalla.

Consejos útiles de Pilates

• Puedes usar la toalla para la mayoría de los movimientos de Pilates. Intenta desacostumbrarte de ella sosteniendo en alto la cabeza sin la toalla y después relajándola de nuevo cuando sientas el cuello cansado.
• Recuerda, ¡hacerlo más rápido no quiere decir que lo hagas mejor!
Los movimientos lentos incorporan más fibras musculares.

Levantar una pierna

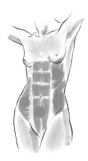

Beneficios

Ayuda a dar fuerza a los músculos abdominales inferiores. Es excelente para la zona lateral de la cintura.

Consejos útiles de Pilates

• Mantén la cadera a su nivel e inmóvil.
• Si se tensa el cuello, relaja la nuca contra las yemas de la mano derecha, no las uses para empujar la cabeza hacia adelante.
• Mantén los músculos abdominales firmes. Sólo debes mover brazos y piernas.

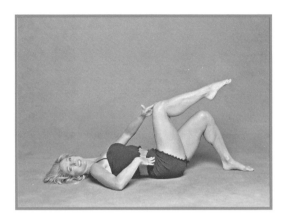

A. Recuéstate boca arriba, aprieta los músculos abdominales, dobla las rodillas y pon los pies planos sobre el piso. Exhala al mismo tiempo que levantas la rodilla derecha en tanto mantienes la cadera inmóvil . Con la mano derecha, asegúrate de que la cadera permanezca en su lugar. Inhala y toca la rodilla derecha con la mano izquierda.

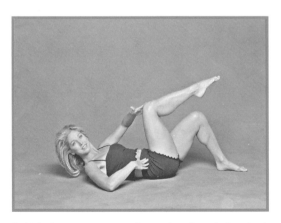

B. Exhala en tanto usas los músculos abdominales para levantar los hombros. Mantén la cabeza en línea con los hombros. No muevas hacia adelante la barbilla. Inhala y baja los hombros al piso. Repite la secuencia cambiando la posición de brazos y piernas. Continúa alternando diez repeticiones con cada pierna.

Deslizar las piernas

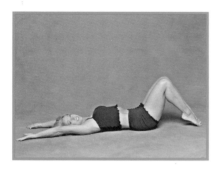

Recuéstate boca arriba con los brazos extendidos, con las palmas hacia arriba y las rodillas flexionadas. Exhala en tanto deslizas en el piso el pie derecho, con los dedos en punta hacia afuera sólo hasta donde puedas mantener contraídos los músculos abdominales, cerciorándote de que la región lumbar esté plana y presionada. Acerca la rodilla hacia el pecho mientras inhalas. Repite tres veces y luego cambia de pierna.

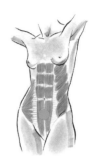

Beneficios

Aprenderás a mantener los músculos abdominales firmes y contraídos. Calentarás los flexores de la cadera, para movimientos subsecuentes.

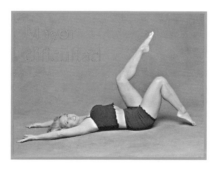

Recuéstate boca arriba con los brazos estirados arriba de la cabeza, con las palmas hacia arriba y las rodillas flexionadas. Estira los dedos de los pies. Acerca la rodilla izquierda hacia el pecho. Exhala en tanto deslizas despacio el pie derecho, con los dedos en punta, hacia afuera sobre el piso mientras aprietas los músculos abdominales. No te deslices más allá de tus posibilidades, asegúrate de que la región lumbar esté plana y presionada contra el tapete. Acerca la pierna derecha hacia el pecho mientras inhalas y deslizas hacia afuera la pierna izquierda. Continúa alternando las piernas. Repite tres veces.

Consejos útiles de Pilates

· Concéntrate en los músculos abdominales.
· Mantén inmóvil el abdomen.
· Esfuérzate hasta donde tus músculos te lo permitan.
· Durante el movimiento, relaja la cabeza, el cuello y los glúteos.

Los cien para principiantes

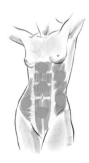

Beneficios

Este ejercicio de respiración fortalece la región abdominal al mismo tiempo que calienta tu cuerpo para la rutina de Pilates.

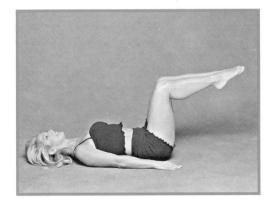

A. Recuéstate boca arriba en el piso con los brazos abajo a los costados y las rodillas en el aire, sobre la cadera. Extiende las pantorrillas de modo que estén en paralelo con el piso.

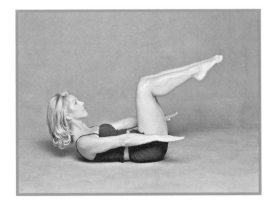

B. Exhala al mismo tiempo que contraes los músculos abdominales para levantar los hombros. Inhala. Presiona las palmas hacia abajo en forma rítmica en tanto exhalas cinco veces, apretando un poco las palmas hacia abajo con cada respiración. Voltea las palmas y presiona hacia arriba en forma rítmica con cinco inhalaciones para completar una serie. Repite la secuencia hasta diez veces. (Si estás empezando, intenta hacer 20 inhalaciones y poco a poco aumenta a 100).

DENISE AUSTIN

Los cien para principiantes

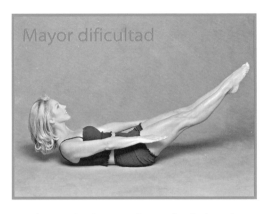

Recuéstate boca arriba con los brazos abajo a los lados y las rodillas en el aire, arriba de la cadera. Estira las piernas y apunta con los dedos de los pies. Exhala mientras contraes los músculos abdominales para jalar hacia arriba los hombros. Presiona las palmas hacia abajo en forma rítmica en tanto haces cinco exhalaciones, apretando las palmas ligeramente con cada respiración. Voltea las palmas y presiónalas hacia arriba en forma rítmica con cinco inhalaciones cortas para completar una serie. Repite la secuencia diez veces.

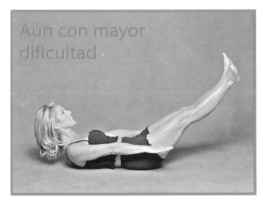

Haz lo mismo, excepto flexionar los pies y girar los dedos hacia afuera. El objetivo es ejercitar una sección más profunda de los músculos abdominales inferiores así como la cara interna de los muslos.

Consejos útiles de Pilates

• Si estás haciendo la variación para principiantes, mantén la vista sobre las rodillas.
• Si tu abdomen no es son lo bastante fuerte para terminar Los cien, descansa entre series.
• Piensa en "largo". Estírate hasta la punta de los dedos de las manos.
• Si sientes que haces esfuerzo con el cuello, apoya la cabeza y el cuello en una almohada.
• Presiona la región lumbar contra el tapete y contrae el ombligo para mantener el soporte de la columna.
• Conserva la caja torácica hacia adentro y abajo, en dirección de la cadera.

Flexión al frente. Preparación

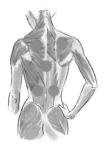

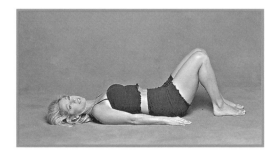

A. Recuéstate boca arriba con las rodillas flexionadas y los pies planos sobre el piso. Extiende los brazos de modo que las manos queden a cada lado de los glúteos.

Beneficios

Las flexiones construyen la fuerza abdominal básica para continuar con ejercicios más avanzados. Estiran los músculos tendinosos de las corvas y relajan la columna. Este movimiento mejora el control abdominal mediante "impresiones": poco a poco estira una vértebra a la vez. Luego, cuando te deslizas hacia abajo, las imprime en el tapete.

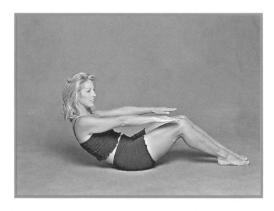

B. Exhala al mismo tiempo que contraes el estómago y aprietas los muslos para levantar los hombros, acercando las costillas a la cadera. En cuanto levantes los omóplatos del piso, detente. Inhala mientras bajas los hombros al piso. Repite tres veces.

Flexión al frente. Preparación

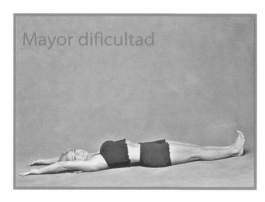

A. Recuéstate boca arriba con los brazos estirados sobre tu cabeza, las piernas extendidas y los pies flexionados. Inhala.

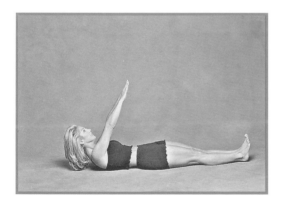

B. Exhala mientras levantas los brazos. Contrae los músculos abdominales y aprieta la parte interna de los muslos para levantar los hombros, acercando las costillas a la cadera. Conforme te estiras, permite que el movimiento venga de tus músculos abdominales, no del impulso.

Consejos útiles de Pilates

• Puedes colocar las manos debajo de las rodillas para ayudar a levantarte. Cuando ya no las necesites, continúa con la versión de mayor dificultad.

• Relaja el cuello y los hombros y fija la vista en las rodillas.

• Imagina que ahuecas el área abdominal en forma de "C".

• No es un concurso para ver cuán alto puedes levantar los hombros. Concéntrate en los músculos abdominales. Levanta los músculos hasta donde resistas.

• Mantén los talones tocando el piso.

—continúa

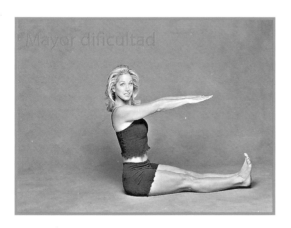

C. Siéntate muy erguida; asegúrate de que, cuando inhales, jales los músculos abdominales hacia la columna.

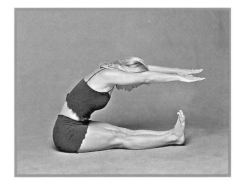

D. Exhala y flexiona hacia adelante, manteniendo el abdomen ahuecado, es decir, jala el área del ombligo hacia la columna. Regresa a la posición inicial usando los músculos abdominales durante el movimiento e intenta sentir cada vértebra tocando el piso, una a la vez. Termina tres extensiones completas.

Denise-ología ...

"Imagina que estás sentada en una playa y mientras desciendes, una vértebra a la vez, los huesos de la columna hacen pequeñas marcas en la arena. En Pilates, a eso le llamamos *imprimir*."

Círculos con una pierna para principiantes

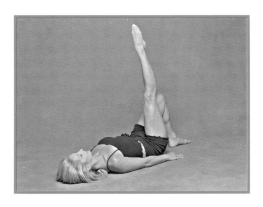

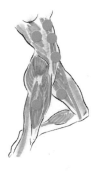

A. Recuéstate boca arriba con los brazos a los lados, las rodillas flexionadas y los pies planos sobre el piso. Extiende la pierna derecha con los dedos de los pies en punta. Exhala y aprieta los músculos abdominales. Presiona la columna.

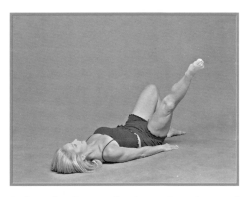

B. Lentamente haz círculos con la pierna derecha en el sentido contrario a las manecillas del reloj, asegurándote de mantener la cadera a su nivel e inmóvil. Inhala al hacer la parte externa del cículo. Exhala mientras haces la parte interna. Luego de hacer seis círculos en esa dirección, cambia a seis en el sentido de las manecillas del reloj. Repite la secuencia con la otra pierna.

Beneficios

Fortalece las zonas interna y externa de los muslos. Te enseña a estabilizar los músculos abdominales y la cadera.

Consejos útiles de Pilates

- Mantén los glúteos en el piso.
- El abdomen debe estar inmovil y la cadera fija al piso.
- Imagina que dibujas un círculo en el techo.
- Haz pequeños círculos, después más grandes.

Rodar como una pelota

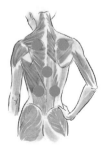

Beneficios

Te ayudará a estirar la columna y a mantener contraída la capa más profunda de los músculos abdominales. Mejorará tu equilibrio y dará masaje a la columna.

Consejos útiles de Pilates

• Tu cuerpo tratará de desdoblarse. Mantén los músculos abdominales contra la columna.
• Para no perder el control, haz el movimiento despacio. Mantén los talones cerca de los glúteos.

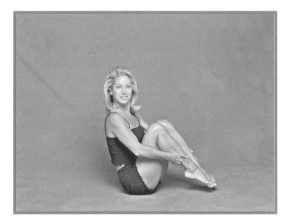

A. Siéntate con la espalda recta, los músculos abdominales apretados, las rodillas dobladas y los pies hacia los glúteos. Coloca las manos cerca de los tobillos y mantén el equilibrio, con los pies a 2.5 cm del piso. Contrae los músculos abdominales hacia la columna para equilibrarte.

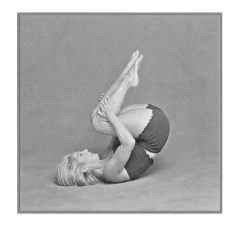

B. Con el abdomen contra la columna, inhala al mismo tiempo que ruedas con suavidad hasta que los omóplatos toquen el piso. Luego exhala mientras regresas a la posición inicial. Procura no tocar el piso con los pies. En cambio, rueda sobre la posición de equilibrio en los huesos inferiores de la cadera. Si apenas estás empezando, permite que los dedos de los pies toquen ligeramente el piso hasta que adquieras mayor control. Repite la secuencia de tres a cinco veces más.

Estirar una pierna con almohada

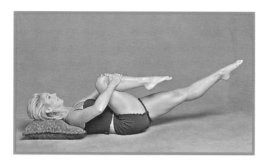

A. Recuéstate boca arriba apoyando la cabeza y el cuello sobre una almohada o cojín y las piernas extendidas. Ahueca el estómago hacia la columna, exhala y levanta del piso la pierna izquierda para que puedas tener la región lumbar plana sobre el piso. Ahora, acerca la rodilla derecha al pecho. Coloca la mano derecha sobre la rodilla derecha y la mano izquierda sobre el tobillo derecho.

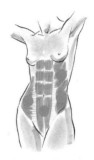

Beneficios

Aprenderás a estabilizar la cadera y los músculos abdominales. Mejorarás tu coordinación y estirarás la espalda y las piernas.

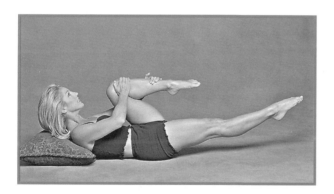

B. Contrae los músculos abdominales y levanta los hombros. Mantén la posición mientras acercas la rodilla izquierda al pecho y extiendes la pierna derecha. Continúa alternando en la posición levantada, inhala mientras cambias de piernas, exhala en tanto acercas la rodilla al pecho. Repite toda la secuencia cuatro veces. Relaja los hombros y hazlos hacia atrás.

Consejos útiles de Pilates

• Extiende la pierna recta lo más posible.
• Presiona la cara interna de los muslos.
• Relaja los hombros.
• Mantén el cuello abierto y largo, no curvo hacia el pecho.

Levantar y tocar una pierna

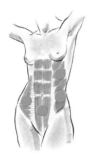

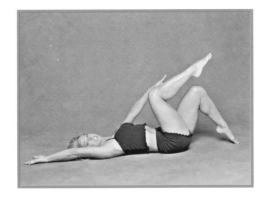

Beneficios

El objetivo son los músculos abdominales inferiores y los oblicuos. Este ejercicio te prepara para el siguiente nivel. Asimismo, es excelente para la rotación de la cintura.

A. Recuéstate boca arriba con las rodillas flexionadas y los brazos sobre la cabeza. Contrae los músculos abdominales hacia la columna al mismo tiempo que acercas la rodilla derecha al pecho y levantas el pie izquierdo apenas 2.5 cm del piso. Al mismo tiempo, coloca el brazo izquierdo hacia la rodilla derecha, como se muestra. Inhala y exhala en tanto cambias la posición de brazos y piernas y te mueves con el ritmo de la respiración. Mantén el abdomen contraído durante el ejercicio. Continúa alternando brazos y piernas, repitiendo toda la secuencia diez veces.

Denise-ología...

"¡No olvides mantener los músculos abdominales encogidos, en una compresión abdominal!"

Levantar y tocar una pierna

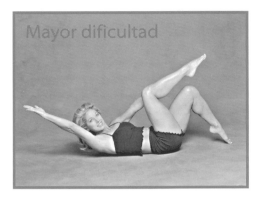

Mayor dificultad

A. Desde la misma posición inicial, contrae los músculos abdominales y haz presión de las costillas hacia la cadera para levantar los hombros del piso. Gira un poco el torso para que el objetivo sean los músculos oblicuos.

Consejos útiles de Pilates

• Mantén el abdomen contraído hacia la columna durante el movimiento.
• Conforme te estires, alarga las puntas de los dedos y extiende las manos alejándolas entre sí.

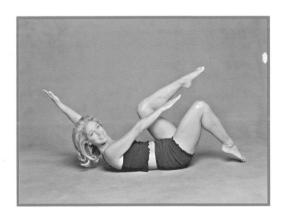

B. Inhala y exhala al mismo tiempo que cambias de posición brazos y piernas. Continúa alternando y repite toda la secuencia diez veces.

Estirar la columna

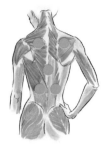

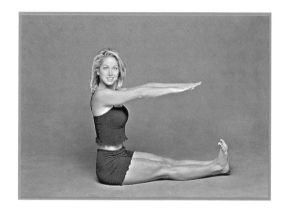

Beneficios

Es un estiramiento maravilloso para la espalda, fortalece los músculos abdominales, corrige la postura, además alarga la columna y estira los músculos de las corvas.

A. Siéntate con las piernas ligeramente separadas y extendidas, los pies flexionados y las rodillas un poco dobladas. Jala los músculos abdominales hacia la columna. Estira los brazos a la altura del pecho y relaja los hombros.

Consejos útiles de Pilates

• Empieza el movimiento con los músculos abdominales contraídos y flexiona desde el estómago.
• No tenses los hombros, sepáralos de las orejas.
• Fija los glúteos al piso.

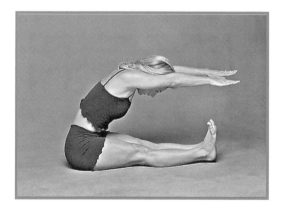

B. Exhala mientras flexionas, jalando los músculos abdominales contra la columna. Inhala en tanto vuelves a la posición inicial, utilizando los músculos abdominales para jalarte y levantarte. Repite tres veces.

El puente con almohada

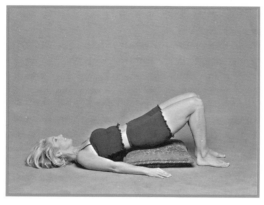

Recuéstate con las rodillas dobladas y los pies planos. Descansa los brazos, con las palmas hacia abajo a la altura de la cadera. Coloca un cojín debajo de los glúteos para apoyarte. Respira. Exhala mientras contraes los músculos abdominales y levantas la cadera. Sostén la posición 10 segundos y repite.

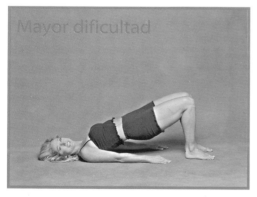

Mayor dificultad

Recuéstate con las rodillas dobladas y los pies planos en el piso. Descansa los brazos a los lados, con las palmas hacia abajo y a la altura de la cadera. Respira profundo. Exhala mientras contraes los músculos abdominales y levantas la cadera, usando dichos músculos para levantar el torso. Puedes usar las manos para equilibrarte, pero no para levantarte. Sostén la posición 10 segundos, relájate y repite.

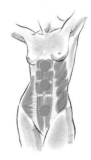

Beneficios

Te enseña a usar los músculos abdominales más profundos y los transversales. También estira los flexores de la cadera y fortalece los músculos de las corvas.

Consejos útiles de Pilates

• Imagina que acercas los huesos de la cadera hacia las costillas.
• Contrae los músculos abdominales, pero relaja los glúteos y la región lumbar.
• Cuando estés en la posición levantada, estira el torso.

Relajar la espalda con una almohada

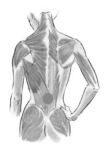

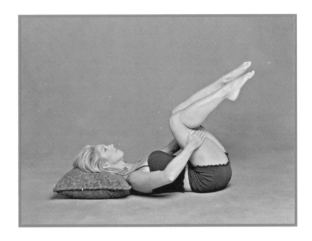

Beneficios

Para un equilibrio óptimo, este ejercicio proporciona el movimiento contrario al del puente para permitir el relajamiento y estiramiento de la espalda. Se siente fabuloso.

Consejo útil de Pilates

• Contrae el abdomen hacia la columna para abrir totalmente el área lumbar.

Recuéstate boca arriba apoyando la cabeza y el cuello sobre una almohada o un cojín, con las rodillas flexionadas y los pies en el piso. Utiliza los músculos abdominales para jalar los muslos hacia el pecho. Coloca los brazos en la cara posterior de los muslos acercando las piernas al pecho. Respira profundo y exhala con un suspiro. Sostén el estiramiento durante 15 segundos, relájate y repite una vez.

Denise-ología...

"Si tus músculos abdominales son firmes, lo más probable es que el resto de tu cuerpo esté totalmente en forma."

Extensión abdominal

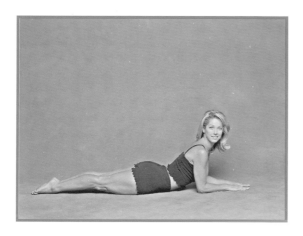

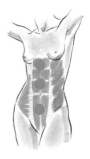

Recuéstate con las piernas estiradas, las manos a los lados de los hombros y los brazos cerca del cuerpo. Contrae los músculos abdominales hacia la espalda de modo que la pelvis presione contra el piso pero con los músculos abdominales ahuecados y alejados del piso. Levanta del piso el pecho y los hombros, jalando las palmas ligeramente hacia adelante para mantener el pecho abierto y los hombros abajo. Inhala y exhala mientras sostienes el estiramiento durante 15 segundos. Relájate y repite una vez.

Beneficios

Fortalece y estira los músculos abdominales, además de alargar la región lumbar. Asimismo, prepara y estira el vientre para el siguiente movimiento, el fortalecimiento de la espalda.

Consejos útiles de Pilates

· Mantén los hombros relajados, alejados de las orejas.
· Conserva los músculos abdominales ahuecados hacia la columna durante el movimiento.
· Los glúteos deben estar relativamente relajados en esta postura, sólo con una ligera contracción cerca de la ingle.

Fortalecer la espalda

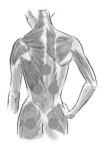

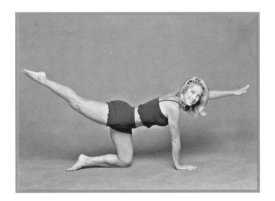

Beneficios

Excelente para los músculos de la espalda, te enseña a mantener los músculos abdominales presionados al tiempo que estiras la espalda.

Consejos útiles de Pilates

• Estira los dedos de las manos hacia adelante y los de los pies hacia atrás para una mayor longitud de la columna.
• Contrae los músculos abdominales.
• No permitas que tu estómago cuelgue.

Sostente sobre rodillas y manos, con éstas abajo de los hombros y las rodillas, de la cadera. Presiona el vientre contra la columna y estírate desde la coronilla hacia la pared frente a ti y el coxis hacia la pared detrás de ti. Sostén durante dos segundos, luego exhala mientras los bajas. Repite usando el brazo derecho y la pierna izquierda. Continúa alternando la posición de brazos y piernas, repitiendo toda la secuencia dos veces más.

Denise-ología...

"Si empiezas a mover el cuerpo, la mente lo seguirá."

Postura de descanso total

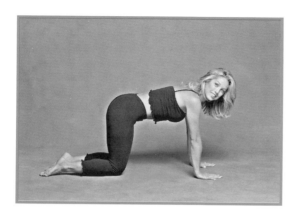

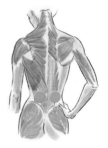

A. Sostente sobre rodillas y manos, con los músculos abdominales apretados y la espalda recta. Las manos deben estar directamente debajo de los hombros y las rodillas debajo de la cadera, con el empeine de los pies sobre el piso.

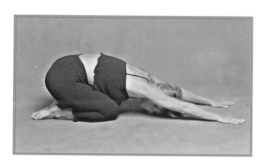

B. A partir del vientre, muévete hacia atrás, acercando los glúteos a las puntas de los tobillos y descansando el abdomen sobre los muslos. Mantén las manos en posición sin despegarlas del piso durante el movimiento. Inhala y exhala mientras te relajas, sosteniendo la postura durante 30 segundos.

Beneficios

La postura relaja la espalda y estira la columna. Es excelente como calentamiento o para descansar entre posturas pesadas.

Consejos útiles de Pilates

• Mantén los omóplatos separados.
• Cuando regreses la cadera a su posición, jala el ombligo hacia la columna.
• Usa la respiración para expandir la espalda, no el bajo vientre.

El programa Pilates para principiantes en un vistazo

Realiza el programa para principiantes en secuencia, tres veces a la semana hasta que sientas equilibrio, fuerza y flexibilidad al realizar los movimientos. A partir de ese momento, puedes abordar los ejercicios del cambio corporal integral de tres semanas en la parte cuatro. Intenta pasar de un ejercicio a otro con fluidez, moviéndote de acuerdo con la respiración.

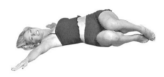

1. Estiramiento para calentar con balanceo de rodillas.

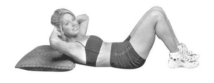

2. Fortalecimiento básico de los músculos abdominales.

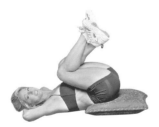

3. Fortalecimiento de los músculos abdominales inferiores.

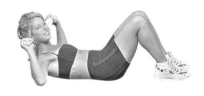

4. Abdominales con ayuda.

DENISE AUSTIN

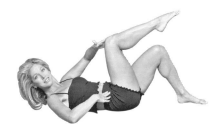

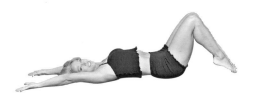

5. Levantar una pierna.

6. Deslizar las piernas.

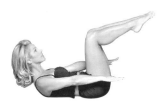

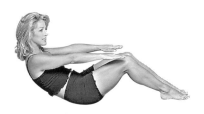

7. Los cien para principiantes.

8. Flexión al frente. Preparación.

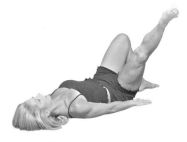

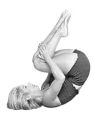

9. Círculos con una pierna para principiantes.

10. Rodar como una pelota.

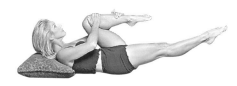

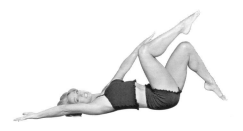

11. Estirar una pierna con almohada.

12. Levantar y tocar una pierna.

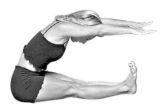

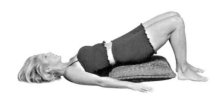

13. Estirar la columna.

14. El puente con almohada.

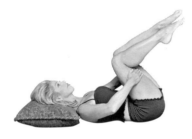

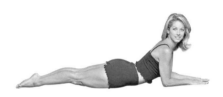

15. Relajar la espalda
con una almohada.

16. Extensión abdominal.

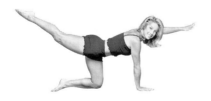

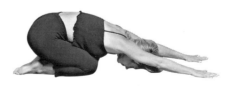

17. Fortalecer la espalda.

18. Postura de descanso total.

El programa integral de Pilates

El programa integral de Pilates

Esta rutina te ofrece una secuencia de movimientos que fluyen de un ejercicio al siguiente. Durante la transición entre movimientos, debes sentir continuidad y fluidez. Si al principio te sientes extraño con algunos de estos movimientos, toma en cuenta que con el tiempo se conjuntarán tu fuerza, flexibilidad, coordinación, respiración y equilibrio ayudándote a pasar de una postura a otra de manera consciente.

Terminar todos estos movimientos en orden puede ser un gran desafío, incluso para mí. Intenta realizar El programa integral de Pilates después de dominar el correspondiente a principiantes de la página 47. Al igual que en el programa para principiantes, algunos ejercicios tienen dos o más versiones. Si acabas de pasar de dicho programa, empieza con versiones menos difíciles y después haz la prueba con las demás.

A menos que se indique lo contrario, procura dedicar al menos un minuto a cada movimiento, haciendo un total de diez repeticiones lentas. Escucha tu cuerpo cuando termines las repeticiones. Hazlas despacio, muévete con fluidez y da el 110 por ciento de tu esfuerzo. Antes de pensar en "cantidad", piensa en "calidad".

Estiramiento para calentar con balanceo de rodillas

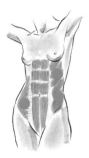

Beneficios

Calentar la espalda y los músculos abdominales, en particular los externos, para el resto de la rutina de Pilates. El estiramiento para calentar es excelente para relajarse entre movimientos Pilates pesados.

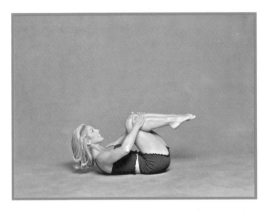

A. Recuéstate boca arriba con las rodillas flexionadas hacia el pecho. Sostén las espinillas con las manos. Jala los músculos abdominales hacia la columna y permite que la espalda baja se estire y ensanche. Mantén el estiramiento al mismo tiempo que haces tres inhalaciones y exhalaciones lentas y profundas.

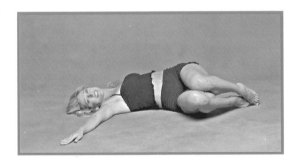

B. Aleja las manos de las piernas y colócalas sobre el piso. Inicia el movimiento con los músculos abdominales. Baja despacio las piernas y gira las rodillas hacia la derecha, uniéndolas mientras te mueves. Relájate, permite que se estire la región lumbar en tanto contraes los músculos abdominales contra la columna. Mantén el estiramiento al mismo tiempo que haces tres inhalaciones y exhalaciones lentas y profundas.

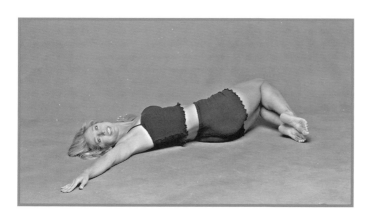

C. Utiliza los músculos abdominales para jalar las rodillas de nuevo al centro y después bajarlas hacia la izquierda. Mantén el estiramiento al mismo tiempo que haces tres inhalaciones y exhalaciones lentas y profundas.

Consejos útiles de Pilates

· Mantén las rodillas juntas durante todo el movimiento.
· Este movimiento debe provocar una sensación agradable en la región lumbar. De no ser así, no estás iniciando el movimiento con el vientre.

Denise-ología...

"Si abordas el método Pilates con confianza, tendrás un rendimiento superior a tus expectativas."

Los cien

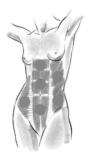

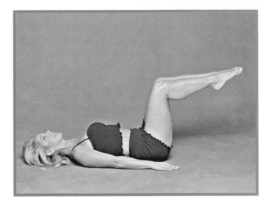

Beneficios

Este ejercicio de respiración fortalece los músculos abdominales al mismo tiempo que calienta tu cuerpo para la rutina de Pilates.

A. Recuéstate boca arriba en el piso con los brazos a los lados y las rodillas en el aire, directamente sobre la cadera. Estira las pantorrillas de modo que estén en paralelo con el piso.

B. Exhala al mismo tiempo que contraes los músculos abdominales para levantar los hombros. Inhala. Presiona las palmas hacia abajo en forma rítmica en tanto exhalas brevemente cinco veces, apretando un poco las palmas hacia abajo con cada respiración. Luego voltea las palmas y presiona en el mismo sentido en forma rítmica con cinco inhalaciones cortas para completar una serie. Repite la secuencia diez veces, para un total de 100 respiraciones. (Si apenas empiezas, intenta hacer veinte respiraciones y poco a poco aumenta a 100.)

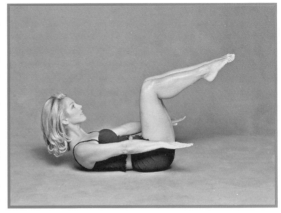

Los cien

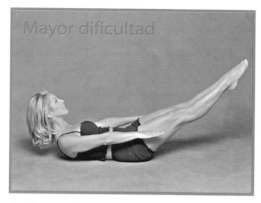

Mayor dificultad

Recuéstate con los brazos abajo a los lados y las rodillas en el aire, arriba de la cadera. Estira las piernas y apunta con los dedos de los pies. Exhala mientras contraes los músculos abdominales para jalar hacia arriba los hombros. Presiona las palmas hacia abajo en forma rítmica en tanto haces cinco exhalaciones cortas. Voltea las palmas y presiónalas hacia arriba en forma rítmica con cinco inhalaciones para completar una serie. Repite la secuencia diez veces.

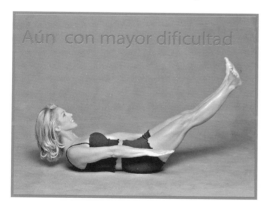

Aún con mayor dificultad

Haz exactamente lo mismo, excepto flexionar los pies y girar los dedos de los pies hacia afuera. El objetivo de este ejercicio es ejercitar una sección más profunda de los músculos abdominales y tonificar la cara interna de los muslos.

Consejos útiles de Pilates

• Si estás haciendo la variación para principiantes, mantén siempre la vista sobre las rodillas.
• Si tus músculos abdominales no son lo bastante fuertes para terminar, descansa entre series.
• Piensa en "largo". Estírate hasta la punta de los dedos de las manos.
• Si sientes que esfuerzas el cuello, apoya la cabeza y el cuello en una almohada.
• Presiona la región lumbar contra el tapete y contrae el ombligo a fin de mantener el soporte para la columna.
• Conserva la caja torácica hacia adentro y abajo, en dirección de la cadera.

Flexión al frente

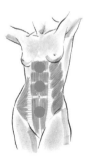

Beneficios

Un ejercicio excelente para los músculos transversales difíciles de alcanzar, la flexión al frente construye la fuerza de los músculos abdominales básicos para que puedas continuar con ejercicios más avanzados. También estira los bíceps crurales(los músculos que forman la cara posterior de los muslos) y cada vértebra de la columna, a fin de que estés preparada para movimientos subsecuentes.

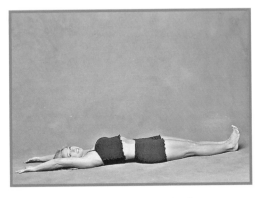

A. Recuéstate boca arriba con los brazos extendidos arriba de la cabeza, las piernas estiradas y los pies flexionados. Inhala.

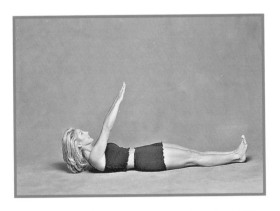

B. Exhala mientras levantas los brazos frente al pecho. Utiliza los músculos abdominales y aprieta la cara interna de los muslos para levantar los hombros, como se muestra, acercando las costillas a la cadera. Conforme flexionas al frente, permite que el movimiento provenga de tus músculos abdominales, no del impulso. Mantén la barbilla hacia el pecho en tanto te incorporas a la posición sentada.

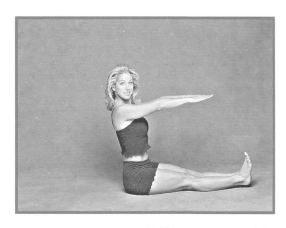

C. Siéntate muy erguida; cerciórate de jalar los músculos abdominales hacia la columna cuando inhalas.

• Relaja el cuello y los hombros.
• Imagina que ahuecas el área abdominal en forma de "C".
• Mantén los talones tocando el piso en todo momento.
• Siente cómo "se imprimen" vértebra por vértebra cuando te recuestas. Al flexionarte para levantarte, siente cómo "se desprenden" de nuevo.

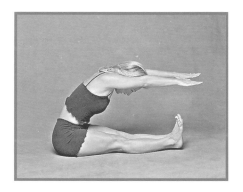

D. Exhala y flexiona hacia adelante, manteniendo los músculos abdominales ahuecados, es decir, con el área del ombligo hacia la columna. Regresa a la posición inicial, usando los músculos abdominales durante el movimiento e intenta sentir cada vértebra tocar el piso, una a la vez. Termina tres flexiones completas.

El puente

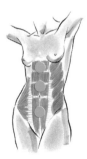

Beneficios

Este movimiento te enseña a usar los músculos abdominales para proteger la espalda durante la posición de arco. También estira los flexores en la pelvis y fortalece los músculos tendinosos.

Denise-ología...

"Te ayudará a dar una nueva forma a tu mitad inferior para que sea tu mejor mitad."

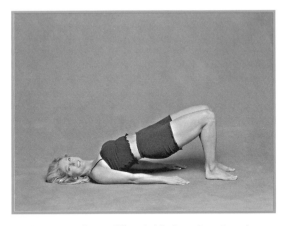

A. Recuéstate con las rodillas dobladas y los pies planos. Descansa los brazos a los lados, con las palmas hacia abajo, a la altura de la cadera. Respira profundo. Exhala mientras contraes los músculos abdominales y levantas la cadera, usando los músculos abdominales para levantar el torso. Puedes usar las manos para equilibrarte, mas no para levantarte.

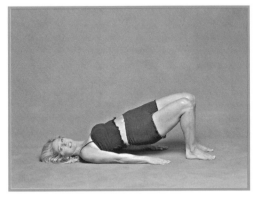

B. Desde la posición del puente, mueve la cadera ligeramente hacia la derecha. Si mantienes los músculos abdominales ahuecados, debe sentirlo el área abdominal inferior izquierda. Repite hacia el otro lado y después toda la secuencia una vez.

El puente

Mayor dificultad

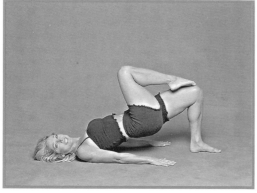

A. A partir de la posición del puente, contrae el ombligo hacia la columna mientras levantas la rodilla derecha hacia el estómago.

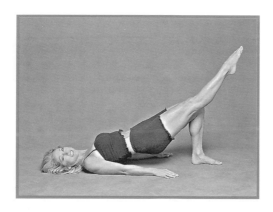

B. Con el ombligo aún contra la columna, extiende la pierna hasta los dedos del pie derecho, manteniendo el cuerpo en línea recta. Relaja y repite con la otra pierna, luego repite la secuencia una vez.

Consejos útiles de Pilates

• Imagina que acercas la cadera hacia las costillas. Con ello evitarás arquear la espalda demasiado. El abdomen debe parecer ahuecado, sin empujar hacia afuera.

• Contrae los músculos abdominales, empezando por la ingle y llegando hasta las costillas. Pero relaja los glúteos y la región lumbar.

• Cuando tengas la pierna elevada, estira el torso extendiendo la cadera hacia los pies.

• Mantén los músculos abdominales contraídos.

Círculos con una pierna

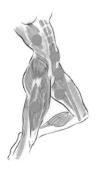

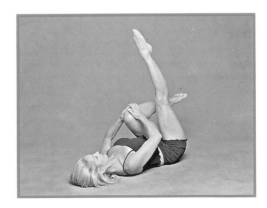

A. Recuéstate con la rodilla izquierda flexionada hacia el pecho, ambas manos apoyadas justo debajo de la rodilla y la pierna derecha extendida con los dedos en punta .

Beneficios

Los círculos con las piernas equilibran y tonifican las caras interna y externa de los muslos. Asimismo, te enseñan a estabilizar los músculos abdominales y la cadera durante los movimientos circulares. De igual modo, preparan al abdomen para movimientos subsecuentes.

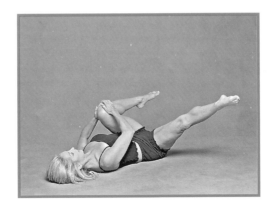

B. Haz círculos con la pierna derecha en sentido contrario a las manecillas del reloj, asegurándote de mantener la cadera inmóvil. Inhala en tanto haces círculos hacia afuera con la pierna, alejándola del cuerpo. Exhala mientras haces un círculo hacia adentro. Luego de hacer tres revoluciones completas, cambia de dirección, y haz tres círculos en el sentido de las manecillas del reloj. Cambia de pierna y repite la secuencia.

Círculos con una pierna

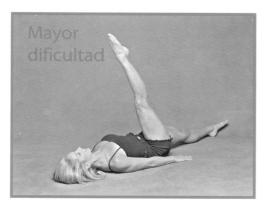

Mayor dificultad

A. Recuéstate boca arriba con los brazos a los lados, ambas piernas extendidas y los dedos en punta hacia afuera. Levanta la pierna derecha y estírate a partir de los músculos abdominales.

Consejos útiles de Pilates

• Mantén los glúteos en el piso.
• Conserva los músculos abdominales inmóviles y la cadera anclada al piso.
• Imagina que dibujas un círculo en el techo.
• Al principio haz pequeños círculos, continúa con círculos más grandes.

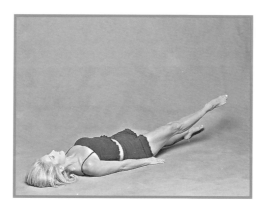

B. Haz círculos con la pierna derecha en el sentido contrario a las manecillas del reloj, asegurándote de mantener la cadera inmóvil. Inhala en tanto haces círculos hacia afuera con la pierna, alejándola del cuerpo. Exhala mientras haces un círculo hacia adentro. Luego de hacer tres revoluciones completas, invierte la dirección. Cambia de pierna y repite la secuencia.

Denise-ología...

"Piensa en estirar las piernas. Imagina que, al llegar a los dedos de los pies, ellas son más largas."

Rodar como una pelota

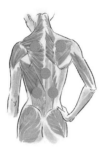

Beneficios

Ayuda a estirar la columna y a mantener contraídos los músculos abdominales. Mejora el equilibrio y da masaje a la columna.

Consejos útiles de Pilates

• Tu cuerpo tratará de desdoblarse durante este movimiento.
• Mantén el abdomen contraído.
• Para conservar el control, haz el movimiento despacio.
• Procura mantener los tobillos cerca de los glúteos.

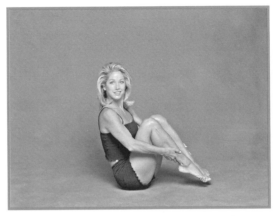

A. Siéntate con la espalda recta, los músculos abdominales apretados, las rodillas flexionadas y los pies hacia los glúteos. Coloca las manos cerca de los tobillos y mantén el equilibrio, con los pies a 2.5 cm del piso. Jala los músculos abdominales hacia la columna para sostenerte.

B. Contrae los músculos abdominales hacia la columna, e inhala mientras ruedas con suavidad hasta que los omóplatos toquen el piso. Exhala mientras ruedas para adelante a la posición inicial. Procura no tocar el piso con los pies. Más bien, regresa a la posición de equilibrio sobre los huesos inferiores de la cadera. Repite la secuencia de tres a cinco veces.

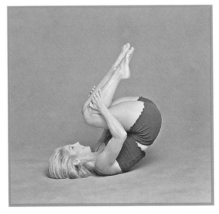

Estirar una pierna

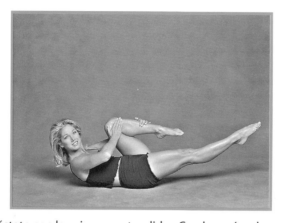

A. Recuéstate con las piernas extendidas. Con los músculos abdominales apretados, exhala y levanta la pierna derecha. Mantén la región lumbar contra el piso. Flexiona la rodilla izquierda hacia el pecho. Coloca la mano derecha sobre la rodilla izquierda y la mano izquierda sobre el tobillo izquierdo. Contrae los músculos abdominales y levanta los hombros.

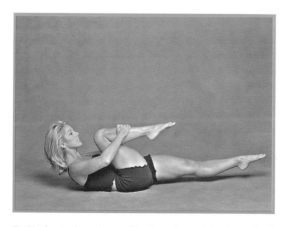

B. Sin bajar la cabeza, flexiona la rodilla derecha hacia el pecho y estira la izquierda. Continúa alternando en la posición levantada, inhala conforme cambias de piernas y exhala al acercar las rodillas al pecho. Repite de cinco a ocho veces.

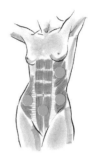

Beneficios

Excelente para el área abdominal, con este movimiento aprenderás a estabilizar la cadera y los músculos abdominales, mejorarás tu coordinación y estirarás espalda y piernas, preparándolas de manera perfecta para el siguiente movimiento.

Consejos útiles de Pilates

- Piensa en "largo".
- Aplica presión a través de la cara interna de los muslos.
- Relaja los hombros.
- Mantén el cuello abierto y estirado.

Estirar las piernas

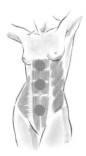

Beneficios

Fortalece los músculos abdominales, te enseñará a mantenerlos contraídos mientras se mueve el centro de gravedad del cuerpo. Aprendes a coordinar la respiración con movimientos de brazos y piernas, y los estira.

Consejos útiles de Pilates

• Lo mejor es no extender por completo brazos y piernas.
• Imagina que la pelvis y el tórax se alejan entre sí.

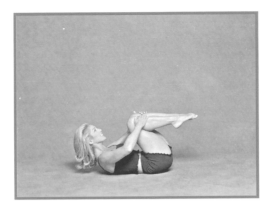

A. Recuéstate boca arriba con las rodillas flexionadas hacia el pecho. Coloca las manos debajo de las rodillas e inhala al mismo tiempo que utilizas los músculos abdominales para levantar los hombros.

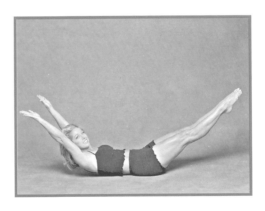

B. Exhala en tanto extiendes brazos y piernas, asegurándote de contraer el abdomen e iniciar el movimiento a partir del mismo. Estírate hasta las puntas de los dedos de las manos y de los pies. Inhala al tiempo que flexionas de nuevo las rodillas hacia el pecho y colocas los brazos sobre las rodillas. Repite de cinco a ocho veces.

Estiramiento: pierna extendida

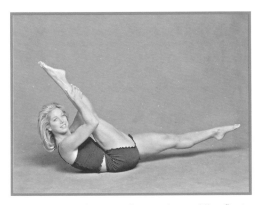

A. Recuéstate boca arriba con las rodillas flexionadas hacia el pecho. Jala los músculos abdominales hacia la columna en tanto exhalas y levantas los hombros del piso. Estira la pierna derecha hacia el techo y sujeta la pantorrilla o el tobillo derecho con ambas manos. Al mismo tiempo, estira la pierna izquierda hacia el frente. Apunta los pies hacia afuera, alejando ambos dedos gordos del cuerpo.

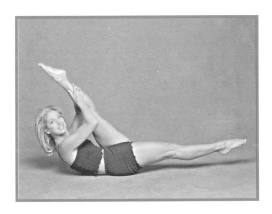

B. Inhala y cambia de piernas de modo que la pierna izquierda quede cerca del pecho y la derecha extendida. Asegúrate de moverte en tanto inhalas y exhalas. Continúa alternando las piernas y repite la secuencia de cinco a ocho veces. De ser necesario, prueba con la respiración de percusión.

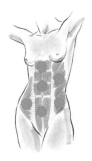

Beneficios

Alarga los músculos del muslo y tiene como objetivo toda la región abdominal. También es excelente para las piernas.

Consejos útiles de Pilates

• Mantén la cadera estable.
• Relaja los hombros, contrae el abodomen.

Denise-ología...

"Imagina que tienes los músculos abdominales con el cierre subido."

Entrecruzado

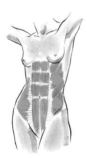

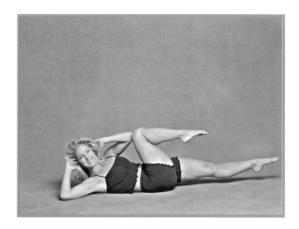

Beneficio

Fortalece los músculos abdominales que forman la cintura, preparándolos para los movimientos subsecuentes.

Consejos útiles de Pilates

• Mantén los omóplatos sin tocar el piso durante todo el movimiento.
• Estira hasta los dedos del pie.
• No debes ver los codos.
• Asienta la cadera en el piso y mantén el torso apoyado.

Recuéstate boca arriba con la cabeza apoyada en las yemas de los dedos, los codos abiertos y a los lados. Dobla las rodillas y coloca los pies planos sobre el piso. Contrae los músculos abdominales y levanta del piso ambos pies. Exhala en tanto estiras la pierna izquierda y simultáneamente flexionas la rodilla derecha hacia el pecho y gira los hombros, acercando el codo izquierdo a la rodilla derecha. Inhala en tanto cambias de posición. En cuanto el hombro casi llegue al piso, exhala y repite el movimiento estirando la pierna derecha y acercando la rodilla izquierda al pecho. Repite toda la secuencia de cinco a ocho veces.

Denise-ología...

"Debes sentir este movimiento en el centro de energía: tus músculos abdominales, la cintura y el torso, no en el cuello o los hombros."

Estirar la columna

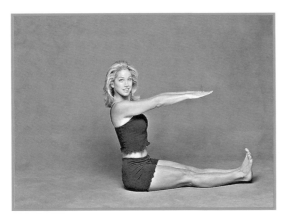

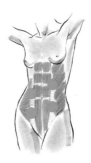

A. Siéntate con las piernas estiradas frente a ti, los pies flexionados y las rodillas un poco dobladas. Jala los músculos abdominales hacia la columna. Estira los brazos a la altura de los hombros, que deben estar relajados.

Beneficios

Fortalece los músculos abdominales profundos, para mantener una buena postura en la posición sentada.

Consejos útiles de Pilates

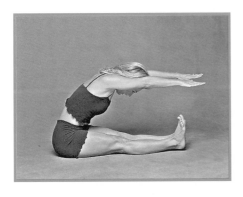

B. Exhala al mismo tiempo que te flexionas hacia adelante y contraes los músculos abdominales hacia la columna, ahuecándolos en forma de "C". Inhala en tanto vuelves a la posición inicial, utilizando los músculos abdominales para jalarte y enderezarte. Repite tres veces, de manera progresiva, aumentando tu flexibilidad.

• Concéntrate en mantener los hombros abajo.
• Mueve los músculos abdominales hacia la columna, permitiendo que se muevan.

La sierra

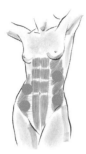

Beneficios

Estira la columna
cuando giras, fortalece
el área lateral del torso.
La técnica de respira-
ción te obliga a empu-
jar el aire desde el
fondo de los pulmones.

Consejos útiles
de Pilates

• Conforme te estiras
hacia adelante, gira a
partir de las costillas.
• Estírate desde la
coronilla.
• Mantén la cadera
presionada contra el
piso.
• Ahueca los músculos
abdominales.

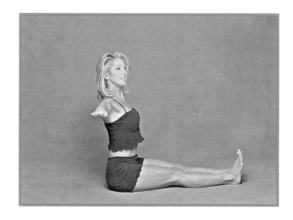

A. Siéntate con las piernas estiradas y separadas según el
ancho de la cadera, los pies flexionados y los brazos
extendidos a los lados a la altura del pecho. Jala los músculos
abdominales hacia la columna y percibe cómo te sientas
sobre los huesos inferiores de la cadera.

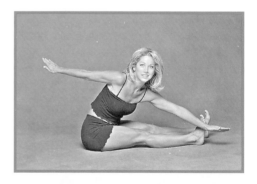

B. Exhala al mismo tiempo que estiras la mano izquierda
hacia el pie derecho, como si trataras de "serruchar" el pie con
el dedo meñique. Conforme te estiras para alcanzar el dedo
gordo, contrae los músculos abdominales para sacar todo el
aire de los pulmones. Inhala en tanto regresas a la posición
inicial y repite hacia el otro lado. Continúa alternando de
lados y repite la secuencia dos veces más.

Estirar el abdomen

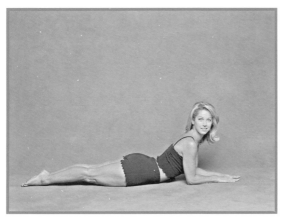

Recuéstate boca abajo con las piernas estiradas, las manos a los lados de los hombros y la parte superior de los brazos cerca del cuerpo. Contrae los músculos abdominales hacia la espalda de modo que la pelvis presione contra el piso pero con el abdomen ahuecado y alejado de éste. Con dichos músculos levanta el pecho y los hombros del piso, jalando las palmas ligeramente hacia adelante para mantener el pecho abierto y los hombros abajo. Inhala y exhala mientras sostienes el estiramiento de cinco a diez segundos. Relájate y repite una vez más.

Denise-ología...

"Entre las series de estiramientos abdominales, me gusta hacer una postura de descanso total para estirar la región lumbar en la dirección contraria. Se siente delicioso."

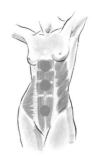

Beneficios

Este movimiento fortalece y estira los músculos abdominales, aumenta la flexibilidad de la región lumbar.

Consejos útiles de Pilates

- Mantén los hombros relajados, alejados de las orejas.
- Conserva los músculos abdominales ahuecados hacia la columna durante el movimiento.
- Los glúteos deben estar relativamente relajados, con una ligera contracción cerca de la ingle.

Levantar las piernas

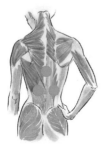

Beneficios

Cuando levantas las piernas, fortaleces y estiras los músculos abdominales y alargas la región lumbar. Te prepara para el "Supermán".

Consejos útiles de Pilates

• Si sientes alguna punzada o tensión en la región lumbar, no estás presionando con firmeza los músculos abdominales.
• Mantén los glúteos apretados y contrae el área de las ingles.

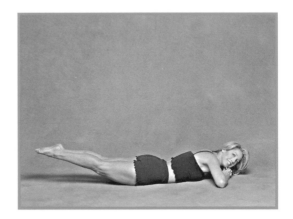

Recuéstate boca abajo, dobla los brazos frente a ti y apoya la cabeza sobre éstos. Ahueca los músculos abdominales contra la columna de modo que presiones la pelvis contra el piso. Estira las piernas manteniendo la presión hasta los dedos de los pies al mismo tiempo que levantas los talones, como se muestra. Si se te dificulta mucho levantar ambas piernas, intenta con una a la vez. Sostén de tres a cinco segundos y recuerda respirar. Relaja y repite una vez.

Denise-ología...

"Comprométete a una autosuperación constante. La alegría, en realidad, radica en el camino."

Supermán

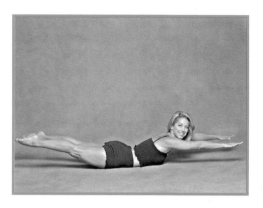

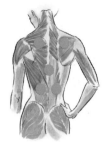

Recuéstate boca abajo con los brazos estirados frente a ti y las piernas extendidas. Ahueca los músculos abdominales contra la columna de modo que presiones la pelvis contra el piso. Alarga brazos y piernas y aplica presión hasta los dedos de los pies y las manos mientras levantas los talones y hombros. Aprieta los glúteos para no arquear la región lumbar. Sostén de tres a cinco segundos y recuerda respirar usando la técnica "dos inhalaciones, dos exhalaciones". Relaja y repite una vez.

Beneficios

Fortalece y estira los músculos abdominales, fortalece toda la espalda y alarga la columna.

Consejos útiles de Pilates

• Si sientes alguna punzada o tensión en la región lumbar, no estás presionando con firmeza los músculos abdominales contra la columna.
• Mantén los glúteos apretados y también contrae el área de las ingles.

Natación

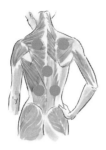

Beneficios

Este movimiento fortalece y estira la espalda, además de dar soporte a tu espalda con los músculos abdominales, incluso cuando esté ligeramente arqueada.

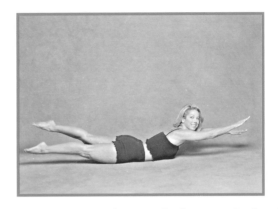

Recuéstate boca abajo con los brazos estirados y las piernas extendidas. Aplica presión hasta las puntas de los dedos de los pies para crear longitud en la columna. Inhala mientras levantas el brazo derecho y la pierna izquierda unos cuantos centímetros más que el brazo izquierdo y la pierna derecha. Exhala en tanto cambias de posiciones, bajando el brazo derecho y la pierna izquierda y levantando el brazo izquierdo y la pierna derecha. Continúa como si estuvieras nadando. Repite toda la secuencia de cinco a nueve veces.

Consejos útiles de Pilates

• Mantén los hombros relajados, con los omóplatos presionados hacia abajo sin encorvarse hacia las orejas.
• Aun cuando la espalda se ejercita un poco con este movimiento, concéntrate en aplicar presión y moverte a partir de los músculos abdominales.
• Mantén los glúteos apretados y contrae el área de las ingles.
• Aplica presión hasta los dedos de las manos y los pies para estirar aún más el cuerpo.

Denise-ología...

"Estás creando un cuerpo fuerte y equilibrado."

Relajar la espalda

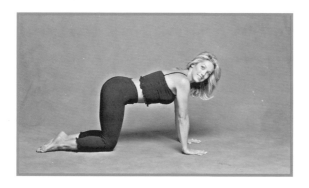

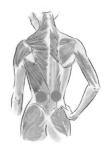

A. Sostente sobre rodillas y manos, con los músculos abdominales apretados y la espalda plana. Las manos deben estar directamente debajo de los hombros y las rodillas a la altura de la cadera con las puntas de los pies planos en el piso.

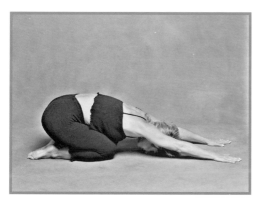

B. A partir del vientre, mueve la cadera hacia atrás, acercando los glúteos a las puntas de los talones y descansando el abdomen sobre los muslos.

Mantén las manos en posición sin despegarlas del piso durante el movimiento. Haz tres respiraciones profundas y purificantes, de unos diez segundos, y después relájate. (Para una respiración purificante, respira profundo, expande totalmente los pulmones y siente cómo se estira la parte posterior de las costillas. Exhala con un suspiro, ayudándote a hundir aun más en el estiramiento.)

Beneficio

Esta postura proporciona el estiramiento requerido después de trabajar todos los músculos de la espalda.

Consejos útiles de Pilates

• Cuando regreses la cadera a su posición, jala el ombligo hacia la columna.
• Mantén los omóplatos separados entre sí.
• Respira hacia las costillas para expandir la espalda, no el bajo vientre o el pecho.

Posición en T

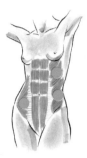

Beneficios

Excelente para la cintura, la posición en T fortalece brazos y hombros al mismo tiempo que estira y fortalece la cintura y la cadera. También mejora tu equilibrio.

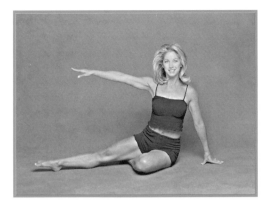

A. Siéntate con la pierna derecha estirada hacia un lado y el pie izquierdo bajo la ingle. Estira el brazo derecho hacia el lado a la altura del hombro y coloca la mano izquierda en el piso, junto al glúteo.

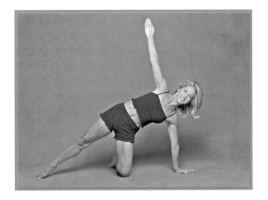

B. Inhala mientras utilizas los músculos abdominales, en especial los oblicuos, para levantar la cadera derecha del piso en línea recta hacia el techo, jalando por completo y hacia arriba el brazo derecho, y el pie derecho indicando hacia abajo. La muñeca y el hombro deben estar en línea recta. Asimismo, la muñeca debe formar una línea recta con la rodilla. Exhala mientras bajas. Repite dos veces más sobre el costado derecho y luego con el opuesto.

Posición en T

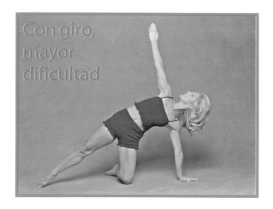

Con giro, mayor dificultad

Consejos útiles de Pilates

• Mantén la fuerza en todo el cuerpo durante la posición levantada.
• Siente que te extiendes hacia arriba, luego siente estirar la región cervical.
• Cuando hagas la posición en T avanzada, en la siguiente página, asegúrate de que la cadera esté alineada.

A. Siéntate con la pierna derecha estirada hacia un lado y el pie izquierdo bajo la ingle. Estira por completo el brazo derecho a la altura del hombro y coloca la mano izquierda en el piso, junto al glúteo. Inhala y utiliza los músculos abdominales para levantar la cadera derecha del piso en línea recta hacia el techo, extendiendo por completo y hacia arriba el brazo derecho, y el pie derecho indicando hacia abajo.

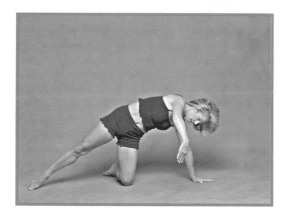

B. Exhala al mismo tiempo que jalas el brazo derecho hacia adelante, estirando cintura y espalda.

—continúa

Posición en T
continuación

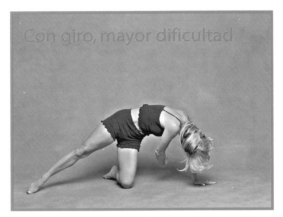

Con giro, mayor dificultad

C. Inhala en tanto estiras la mano derecha debajo del cuerpo y hacia la izquierda. Siente cómo se abre la región cervical. Luego exhala y utiliza los músculos abdominales para desdoblarte y levantar el torso hacia la posición inicial. Repite dos veces más. Luego con el lado opuesto.

Posición en T avanzada, aún mayor dificultad

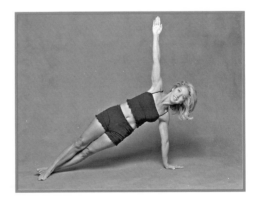

A partir de la posición sentada, extiende ambas piernas a la derecha. Luego utiliza los músculos abdominales en tanto inhalas, aplicas presión sobre la mano izquierda y levantas la cadera derecha. Debes formar la letra T. Sostén la posición de seis a ocho segundos. Relájate y hazlo una vez más. Luego con el lado opuesto.

Rotación de columna

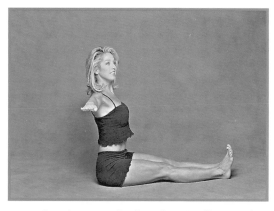

A. Siéntate con las piernas estiradas y los pies flexionados. Extiende los brazos hacia los lados a la altura de los hombros. Contrae los músculos abdominales para dar soporte a tu espalda. Los muslos también deben estar trabajando.

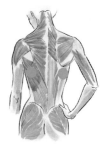

Beneficios

Este movimiento te enseña a usar los músculos abdominales para levantar la cadera, creando longitud en la columna. Debes haber calentado totalmente antes de rotar la espalda.

Consejos útiles de Pilates

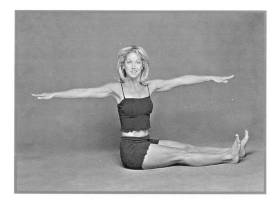

B. Iniciando el movimiento a partir del esternón, inhala en tanto giras a la derecha, manteniendo la espalda recta y estirada. Mantén los omóplatos hacia la cadera. Gira la cabeza conforme rotas los hombros. Sostén durante un segundo y después exhala mientras giras al centro. Inhala en tanto realizas el movimiento a la izquierda. Luego repite una vez más a cada lado. Durante el segundo estiramiento, procura rotar un poquito más que antes.

• Levanta y saca la cadera.
• Mantén los hombros hacia abajo.
• Conserva la cadera inmóvil y los glúteos en el piso.
• Flexiona los pies durante el movimiento.

Elevación lateral de una pierna

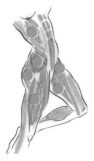

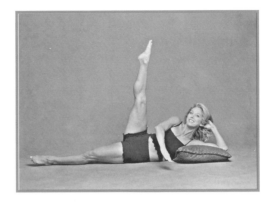

Beneficios

Fortalece los oblicuos, la cadera, los glúteos y la cara interna de los muslos. Es excelente para adelgazar la cadera.

Consejos útiles de Pilates

• Resiste el impulso de doblar la pierna.
• Si debes flexionar la pierna, la estás levantando demasiado alto.

Recuéstate sobre el lado izquierdo, con las piernas estiradas, los dedos de los pies indicando hacia afuera y el brazo izquierdo apoyado sobre una almohada. Utiliza la mano izquierda para acunar la cabeza y descansa la mano derecha sobre el piso cerca del pecho. Contrae los músculos abdominales hacia la columna. Con la pierna derecha ligeramente hacia afuera, inhala en tanto la elevas hacia el techo. Exhala al mismo tiempo que bajas despacio la pierna a la posición inicial.

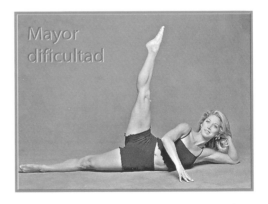

Mayor dificultad

Haz lo mismo que en el primer movimiento, pero sin apoyarte en una almohada.

De lado: círculos

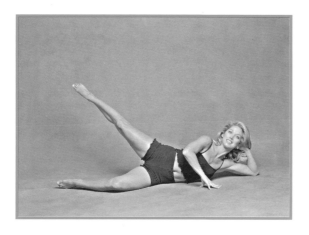

Recuéstate sobre el lado izquierdo, apoyando la cabeza sobre la mano izquierda. Dobla la pierna izquierda para apoyarte y descansa la mano derecha en el piso cerca del pecho. Señala con el pie derecho y estira esa pierna, levantándola lo bastante para mantener los músculos apretados y la cadera alineada. Haz pequeños círculos, tratando de iniciar el movimiento a partir de la articulación de la cadera y manteniendo siempre el abdomen firme. Haz cinco círculos, invierte la dirección. Cambia de lado y repite.

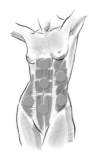

Beneficios

Este movimiento trabaja en estos puntos conflictivos, así como en el centro de energía.

Consejos útiles de Pilates

- Mantén extendida la pierna que levantas.
- Utiliza los músculos abdominales para mantener la cadera alineada.

Denise-ología...

"Da una nueva forma a los muslos hasta lograr un tamaño perfecto. Pura fuerza y nada de volumen."

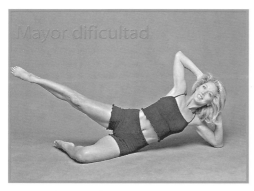

Mayor dificultad

Haz igual que en los círculos de pierna normales, pero en esta ocasión levanta el torso del piso, trabajando con los oblicuos (la cintura) mientras lo haces.

Al frente y atrás

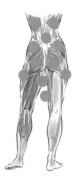

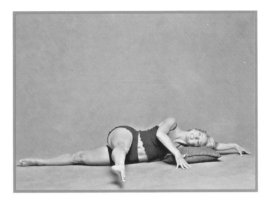

Beneficios

Este movimiento estira los muslos y fortalece la región lumbar, la cadera y los glúteos.

Consejos útiles de Pilates

• Empuja a través de los pies y la coronilla para alargar el cuerpo lo más posible.

• Utiliza la fuerza de los músculos abdominales para mantener la cadera alineada y estable. No dejes que la parte de la cadera que queda arriba se recargue.

A. Recuéstate con la cabeza apoyada en una almohada o un cojín y el brazo izquierdo estirado arriba de la cabeza, debajo de la almohada. Extiende ambas piernas, una encima de la otra, con los dedos indicando hacia afuera. Coloca las piernas ligeramente al frente del plano de tu cuerpo y gira la pierna izquierda hacia el piso para apoyarte. Contrae el abdomen e inhala mientras pateas despacio hacia adelante con la pierna derecha, manteniendo la pierna y el pie izquierdos presionados en el piso.

B. Exhala mientras echas la pierna hacia atrás y ligeramente hacia arriba. Mantén los músculos abdominales firmes en todo momento y

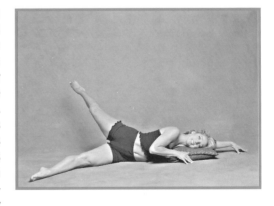

aprieta los glúteos. Repite de seis a ocho veces y después cambia de lado.

Grande ronde de jambe

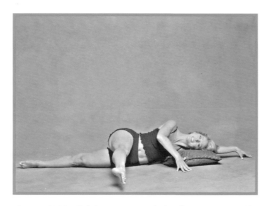

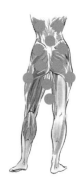

A. Empieza la posición "al frente y atrás" sobre tu costado izquierdo con la pierna derecha estirada a partir de la cadera en un ángulo de 90 grados del torso, suspendida en el aire apenas a 2.5 cm del piso.

Beneficios

Estira los muslos; fortalece la región lumbar, la cadera y los glúteos.

Consejos útiles de Pilates

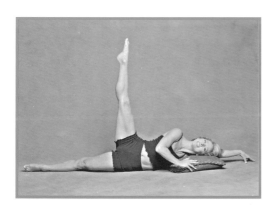

• Mantén el abdomen, el torso y la espalda estables mientras mueves la pierna.

Denise-ología...

"Con esas piernas largas, delgadas y bonitas, te sentirás como una bailarina. Notarás los resultados."

—continúa

B. Contrae los músculos abdominales hacia la columna, estira el cuerpo e inhala en tanto giras la pierna derecha hacia arriba, moviéndola a partir de la unión en la cadera. Apunta con los dedos de los pies hacia el techo.

Grande ronde de jambe

—continuación

Denise-ología ...

"Tú no puedes cambiar tu estructura ósea ni tu esqueleto, pero sí puedes cambiar el contenido de grasa y el tono muscular."

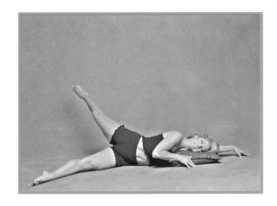

C. Exhala y estira la pierna derecha detrás de ti, manteniendo los músculos abdominales apretados y la cadera estable. Luego inhala al mismo tiempo que mueves la pierna hacia adelante. Repite la secuencia dos veces más. Invierte la dirección y haz tres círculos, luego cambia de lado y repite la secuencia.

Balancín con una pierna

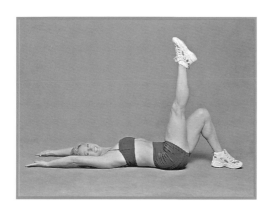

A. Recuéstate con los brazos estirados arriba de la cabeza, la rodilla izquierda flexionada y la derecha extendida en un ángulo de 90 grados de la cadera.

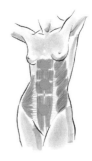

Beneficios

Fortalece el centro a fin de que estés preparada para el balancín. Aprenderás a mantener apretado el abdomen mientras te mueves. Es excelente para los músculos abdominales.

Consejos útiles de Pilates

• Usa los músculos abdominales.
• Mantén hacia abajo los omóplatos.
• Mantén el abdomen en línea recta.
• Mantén las rodillas juntas y apretadas.

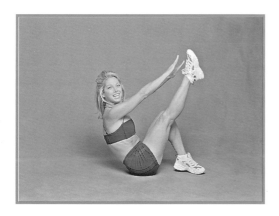

B. Exhala al mismo tiempo que usas el abdomen para flexionar la parte superior del cuerpo hacia la pierna estirada y, simultáneamente, baja los brazos a la altura del pecho y extiéndelos hacia el pie derecho. Sostén durante dos segundos, inhala y exhala. Después regresa a la posición inicial. Repite una vez, cambia de pierna y haz dos repeticiones.

Balancín

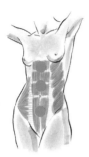

Beneficios

Uno de los
movimientos de Pilates
más avanzados, el
balancín, pone a
prueba completamente
la fuerza y el equilibrio
abdominal. Es el reto
máximo y mi secreto
personal de
un abdomen firme
y plano.

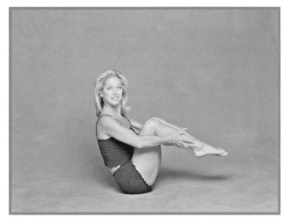

A. Siéntate con las piernas flexionadas y los pies sobre el piso. Sujétate las pantorrillas con las manos al mismo tiempo que te inclinas hacia atrás, levantas los pies unos cuantos centímetros del piso y te balanceas sobre los huesos inferiores de la cadera. Inhala.

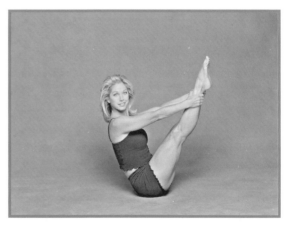

B. Exhala en tanto aprietas los músculos abdominales, estira las piernas y apunta con los dedos de los pies hacia arriba. Utiliza las manos para mantener en posición la parte superior del cuerpo. Inhala. Mantén la postura durante dos segundos. Repite dos veces.

Balancín

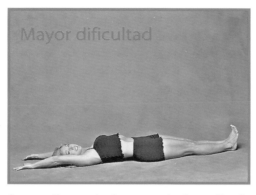

A. Recuéstate boca arriba con los brazos estirados arriba de tu cabeza y las piernas extendidas. Estira el cuerpo aplicando presión en los talones y las puntas de los dedos, pero mantén los abdominales contraídos hacia la columna.

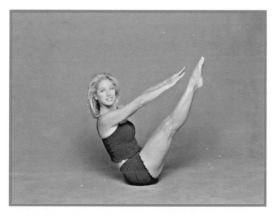

B. Exhala y simultáneamente levanta los brazos, el torso y las piernas para formar una "V" con el cuerpo y los dedos de los pies en punta hacia arriba. Aprieta los músculos abdominales contra la columna durante el movimiento y la parte interna de los muslos. Inhala. Sostén la posición durante dos segundos. Exhala mientras regresas despacio a la posición inicial. Repite dos veces.

Parado de hombros

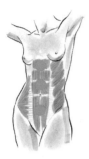

Beneficios

Los movimientos anteriores fortalecieron por completo tu cuerpo. Es el momento para trabajar cada músculo con el parado de hombros. Con esta postura fortaleces los músculos abdominales; estiras la espalda, los hombros y el cuello; y revitalizas el cuerpo. Las posturas de cabeza invierten los efectos de gravedad, provocando que te llenes de energía.

Nota: Como estás en una posición de cabeza, no realices este movimiento si tienes problemas de cuello, espalda o hipertensión.

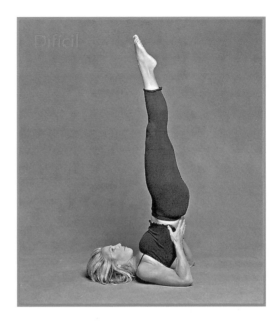

Recuéstate boca arriba con las rodillas flexionadas hacia el pecho y las manos sobre el piso a la altura de la cadera. En un movimiento ininterrumpido, inhala al mismo tiempo que utilizas los músculos abdominales para levantar los glúteos en el aire y estirar las piernas. (Conforme adquieres fuerza abdominal, podrás flexionarte al centro con las piernas estiradas al aire. No tendrás que doblarlas primero.)

Con los codos cerca del torso, recorre tus manos hacia arriba por la espalda. Con las manos y la fuerza de los músculos abdominales, jala la espalda y las piernas en una línea vertical recta. Imagina que una cuerda jala suavemente los dedos gordos de los pies hacia el techo. Mantén el peso corporal sobre los hombros y brazos, no sobre el cuello y la cabeza. Respira profundo (exhala e inhala) y sostén de diez a 30 segundos, baja y repite una vez.

Parado de hombros con tijera

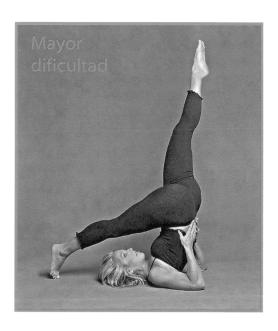

Mayor dificultad

Desde la posición de parado de hombros, exhala en tanto bajas la pierna izquierda por arriba de la cabeza y tocas el piso. La rodilla izquierda debe estar en línea con los ojos. Inhala al mismo tiempo que levantas la pierna de nuevo a la posición vertical. Luego con la pierna derecha, exhala cuando la bajes e inhala cuando la levantes. Sigue alternando las piernas y repite la secuencia cuatro veces más.

• Continúa con el parado de hombros hasta que puedas tener estirada y recta la espalda y los pies arriba de los hombros.
• Cuando bajes la pierna por arriba de la cabeza, asegúrate de mantener la espalda estirada y recta justo arriba de los hombros. No deslices la cadera para atrás o delante. No curves la espalda. Utiliza los músculos abdominales para sostener la espalda en posición.
• Mientras mantienes esta postura, no gires la cabeza fuera de posición.
• Concéntrate en contraer la cadera. Eso te ayudará a mantener la espalda recta.
• No olvides respirar de manera profunda y normal.

Denise-ología...

"Desafía tus pensamientos pesimistas y visualízate haciendo lo inimaginable."

Tirante de pierna: atrás

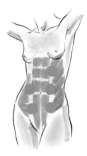

Beneficios

Estira los músculos tendinosos, construye la fuerza de la pierna, afirma los glúteos, hace trabajar los músculos abdominales.

Consejos útiles de Pilates

• Mantén el equilibrio sobre el centro del talón. Conserva la fuerza de tu pierna de apoyo.

• No se trata de un concurso para ver cuánto puedes levantar la pierna. No la levantes más de lo que puedas para mantener el cuerpo en línea recta.

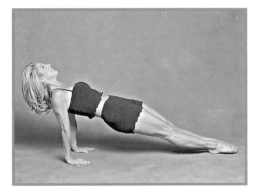

A. Siéntate en el piso con las piernas estiradas frente a ti y las manos presionadas en el piso enseguida de los glúteos. Contrae los músculos abdominales mientras exhalas, aplica presión en las palmas y estira brazos y cuerpo. La frente, los hombros, la cadera y los tobillos deben formar una línea recta. Asegúrate de tener los omóplatos hacia atrás y abajo sobre la espalda, de modo que puedas abrir el pecho y el cuello esté estirado. Imagina que una cuerda te levanta el pecho.

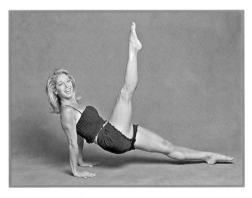

B. Inhala al mismo tiempo que levantas la pierna derecha, usando la fuerza de los músculos abdominales para alzar la cadera hacia el techo aplicando presión. Continúa alternando las piernas, repite la secuencia dos veces más y luego relájate.

Tirante de pierna: adelante

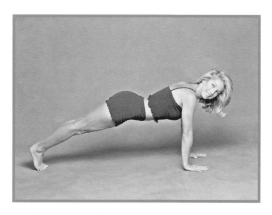

A. Colócate en la posición de una lagartija normal con las palmas en el piso debajo del pecho, las piernas estiradas y el peso corporal en el metatarso de los pies. Contrae los abdominales de modo que la espalda no se arquee ni los glúteos se hundan por debajo del plano del cuerpo. Éste debe formar una línea recta desde los talones hasta la cabeza.

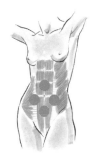

Beneficios

Fortalece al abdomen y estira las articulaciones de la cadera. Es excelente para estabilizar el centro de energía y fortalecer el cuerpo.

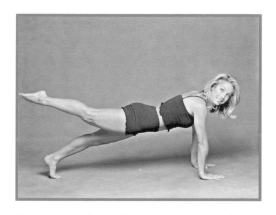

B. Inhala al mismo tiempo que levantas la pierna derecha lo más alto detrás de ti sin arquear la región lumbar ni permitir que los glúteos se desalineen. Exhala en tanto bajas la pierna a la posición inicial. Repite con la izquierda. Continúa alternando las piernas y haz la secuencia dos veces más.

Consejos útiles de Pilates

• Intenta mantener recto el cuerpo.
• Evita encorvar los hombros.
• Mantén la cadera fija.
• Cuando levantes la pierna empieza desde el abdomen.
• Concéntrate en los músculos abdominales.

Tirante de una pierna: adelante

Consejos útiles de Pilates

• Contraer el estómago hacia la columna te ayudará a mantener la cadera fija e inmóvil durante este movimiento. También te ayudará con el equilibrio.

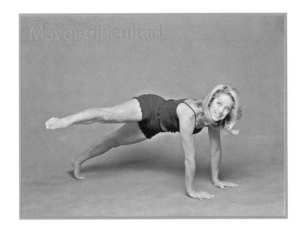

Desde la misma posición inicial, levanta la pierna derecha hacia ese lado. Se requiere un mayor equilibrio y fuerza abdominal para mantener fija la cadera. Intenta dos con cada lado.

Denise-ología...

"Debes sentirte orgullosa de tí misma;
lo estás haciendo excelentemente bien."

Lagartija de Pilates

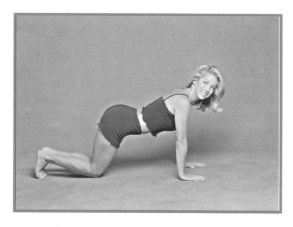

A. Apóyate sobre las rodillas y las manos, con las rodillas debajo de la cadera y las manos abajo del pecho.

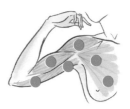

Beneficios

Al igual que las lagartijas normales, fortalecen el pecho, la parte superior de los brazos, los hombros y la región cervical. También te ayudan a moverte a partir de tu centro de energía, desarrollando tu fuerza interna.

Consejos útiles de Pilates

• Mantén los codos cerca de los costados durante el movimiento.
• Conserva la fuerza en el abdomen para evitar el hundimiento de los glúteos.

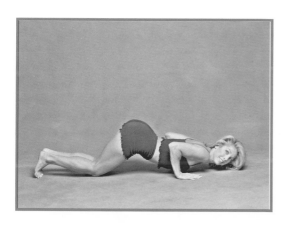

B. Aprieta los músculos abdominales contra la columna al mismo tiempo que inhalas y bajas despacio el pecho hacia el piso, manteniendo los brazos cerca del torso y la espalda recta. Exhala en tanto aplicas presión en las rodillas y las manos para levantarte a la posición inicial. Realiza de tres a cinco lagartijas perfectas y luego relájate.

Lagartija de Pilates

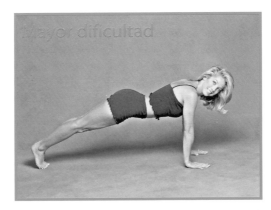

A. Apóyate sobre las rodillas y las manos, con las rodillas debajo de la cadera y las manos abajo del pecho. Extiende las piernas de modo que mantengas el equilibrio sobre los metatarsos y estira el cuerpo desde los pies hasta la cabeza. Asegúrate de contraer los músculos abdominales.

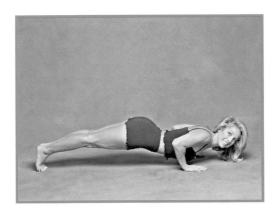

B. Inhala al mismo tiempo que bajas despacio el pecho hacia el piso, cerciorándote de moverte a partir del abdomen, no de los brazos. En cuanto llegues al piso, activa los músculos abdominales para levantarte de nuevo a la posición inicial en tanto exhalas. Realiza de tres a cinco lagartijas perfectas y luego relájate.

Postura infantil

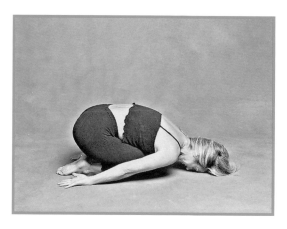

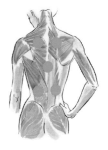

Ponte a gatas con las rodillas debajo de la cadera y las manos abajo de los hombros. Jala el estómago contra la columna al mismo tiempo que bajas los glúteos hacia los tobillos. En cuanto el torso descanse en los muslos, baja la frente al piso y voltea la cabeza para que esté cómoda. Luego desliza los brazos a lo largo del piso y colócalos detrás del cuerpo, con las palmas hacia el techo. Has tres respiraciones profundas y purificantes y después relájate.

Beneficios

Una forma maravillosa de relajar la espalda, esta postura alarga la columna, estira toda la espalda y ofrece un descanso profundo y cómodo.

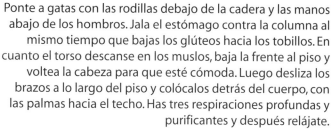

Denise-ología...

"De todos los estiramientos, éste es mi preferido. Inhalo energía y exhalo cualquier tensión."

Consejos útiles de Pilates

• Contraer el ombligo hacia la columna te permitirá acercar más el coxis a los talones.

Flexión en A

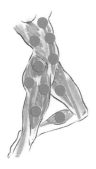

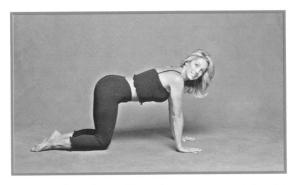

Beneficios

¡Un movimiento que simultáneamente estira y fortalece todo el cuerpo! De mi postura de yoga favorita, incluyo un poco del enfoque de Pilates.

A. Apoyada en las rodillas y las manos, con éstas debajo de los hombros y las rodillas bajo la cadera, contrae el vientre mientras exhalas y aplicas presión en las palmas acercando los glúteos a los talones.

B. Apoya los metatarsos en el piso y, apretando el abdomen contra la columna, inhala y levanta el coxis hacia el techo. Poco a poco buscarás apoyar los talones en el piso, pero al principio tal vez no tengas la flexibilidad para hacerlo. En ese

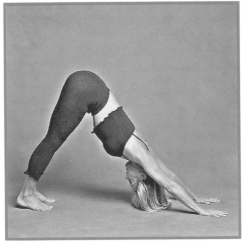

caso, empieza con las rodillas ligeramente flexionadas, concéntrate en aplicar presión en el coxis para levantarlo y ahueca los músculos abdominales hacia la columna. Despacio, trata de enderezar las piernas. Haz tres respiraciones profundas y purificantes, luego relájate.

Flexión en A

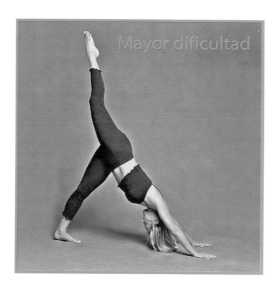

Mayor dificultad

Consejos útiles de Pilates

- Cuando llegues a esta postura, primero muévete a partir de la cadera, no de la cabeza. Contraer el abdomen hacia la columna y levantar la cadera automáticamente colocará a la cabeza en su posición.
- Relaja la cabeza y el cuello. Fíjate en tu vientre durante la postura.
- Mantén los hombros en posición. Aleja los omóplatos de las orejas y entre sí, creando un mayor espacio en la región cervical.

En cuanto puedas bajar los talones al piso sin dejar de ahuecar los abdominales o mantener la espalda estirada y recta, estás lista para la postura avanzada. Desde la posición anterior, traslada el peso corporal al pie izquierdo y, mientras mantienes la cadera fija, levanta la pierna derecha. Tal vez al principio no puedas estirarla por completo. Está bien. Permite que la pantorrilla se estire en tanto te concentras en mantener el abdomen presionado contra la espalda y la cadera fija. Visualiza que la cadera del lado derecho baja y se desplaza hacia adelante al mismo tiempo que empujas el lado izquierdo hacia atrás y arriba. Haz tres respiraciones profundas y purificantes y cambia de piernas. Luego regresa a la posición de flexión en A con ambas piernas juntas y relájate.

Flexión hacia adelante

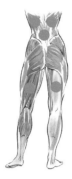

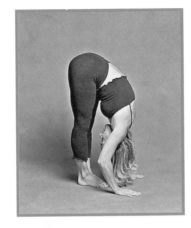

A partir de la posición de flexión en A, baja las manos hasta los dedos de los pies. Si tienes que hacerlo, flexiona las rodillas, asegurándote que la espalda esté recta. Debes formar una línea recta. Contrae los músculos abdominales. Sostén el estiramiento en tanto haces tres respiraciones profundas y purificantes, luego relájate.

Beneficios

Estira y fortalece los músculos de las corvas, además de extender la espalda.

Denise-ología...

"Eres tan joven como te sientes. Mantén tu espalda sana y fuerte."

Consejos útiles de Pilates

• Si tu abdomen y piernas no tienen la fuerza para sostener el peso, dobla las rodillas y desliza las manos contra las piernas para apoyarte.
• Mantén apretado el ombligo contra la columna. Quizá eso signifique que no puedas flexionar mucho hacia adelante. No es un concurso de flexibilidad.
• Mantén las rodillas ligeramente dobladas durante el movimiento para evitar estirar en exceso las articulaciones de las rodillas.
• Relaja los músculos del cuello, cuelga la cabeza hacia abajo y deja que la gravedad genere un espacio entre cada vértebra.

Estirar el cuerpo

A. A partir de la flexión hacia adelante, aprieta el ombligo y, empezando por el bajo abdomen, endereza una vértebra a la vez, sube los hombros, el cuello y, al final, la cabeza. Ponte de pie con los tobillos y la cara interna de los muslos juntos y los músculos abdominales contraídos. Levanta los brazos por encima de la cabeza y únelos con los dedos índice extendidos y aplicando presión para crear un estiramiento en el cuerpo. Mantén los hombros relajados.

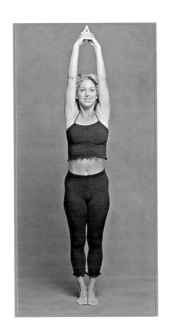

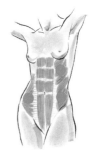

Beneficios

Estira y fortalece los laterales de la espalda y el abdomen.

Consejos útiles de Pilates

• Conserva los músculos abdominales contraídos hacia la columna durante todo el ejercicio.
• No permitas que la parte superior de la cadera se salga. Mantén el pecho abierto.

—continúa

Estirar el cuerpo
— continuación

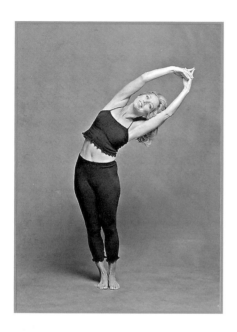 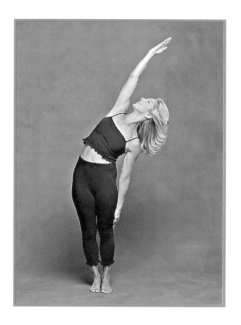

B. Mantén los abdominales presionados contra la columna, inhala y exhala en tanto te flexionas hacia la izquierda, dirigiendo el movimiento con los dedos índice. Mantén alineados los huesos de la cadera.

C. Baja el brazo izquierdo sobre la parte externa del muslo izquierdo, levanta y coloca arriba la mano derecha, al mismo tiempo que sientes un estiramiento profundo desde la cara externa del muslo derecho hasta la punta de los dedos. Fija la vista en el techo de modo que el estiramiento llegue hasta la zona anterior del cuello. Inhala mientras te enderezas para centrarte, uniendo las manos sobre la cabeza. Exhala en tanto te inclinas hacia la derecha y termina la secuencia. Repite una vez más de cada lado.

Expansión del pecho

A. Párate con las rodillas ligeramente flexionadas y el estómago contraído. Estira los brazos hacia el frente de modo que las manos queden a la altura de los hombros, con las palmas una frente a otra.

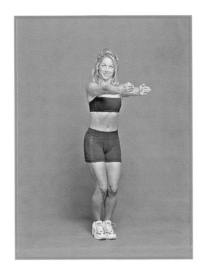

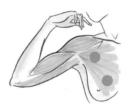

Beneficios

Estira y abre el pecho, facilitando la respiración y aliviando la tensión.

Consejos útiles de Pilates

B. Estira los brazos arriba de la cabeza, abriendo el pecho. No dejes caer los múscu-los abdominales, ya que sucederá lo mismo con el pecho. Respira profundo y sostén el estiramiento al mismo tiempo que inhalas y exhalas tres veces de manera profunda y purificante, luego relájate.

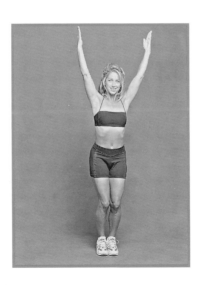

• Mantén ligeramente flexionadas las rodillas.
• Imagina que una cuerda conecta al esternón con el techo. Permite que la cuerda te jale hacia arriba, expandiendo el pecho.
• Gira las axilas hacia afuera, abriendo aún más el pecho.

Levantar el pecho

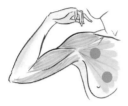

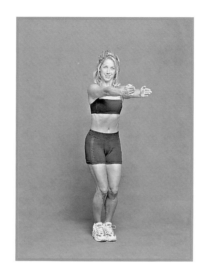

A. Párate con las rodillas ligeramente flexionadas y el abdomen apretado. Estira los brazos frente a ti de modo que las manos queden a la altura de los hombros, con las palmas una frente a otra.

Beneficios

Al estirar y abrir el pecho, mejorarás tu postura y podrás mover con mayor fluidez la parte superior del cuerpo.

Consejos útiles de Pilates

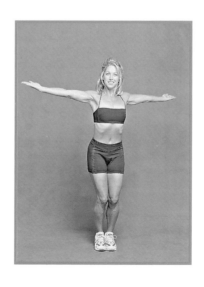

• Conforme estiras los brazos hacia los lados, no encorves los hombros hacia las orejas. En cambio, mantén los omóplatos hacia abajo.
• Conserva la cabeza arriba de los hombros, de modo que la barbilla no se proyecte hacia adelante.

B. Abre los brazos hacia los lados, si puedes un poco atrás del cuerpo, con las palmas hacia arriba. Respira profundo en tanto se abre el pecho. Sostén el estiramiento mientras inhalas y exhalas tres veces de manera profunda y purificante, luego relájate.

Tijeras alternando los brazos

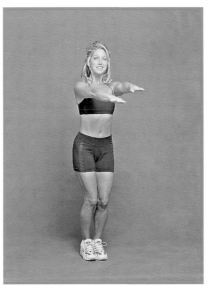

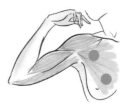

Párate con las rodillas ligeramente flexionadas, los abdominales contraídos y los brazos estirados frente a ti a la altura del pecho. Respira profundo. Enseguida exhala al mismo tiempo que presionas los dedos y levantas la mano derecha arriba de la cabeza y bajas el brazo izquierdo hacia los pies. Luego cambia, levantando la mano izquierda en tanto bajas el brazo derecho. Continúa alternando los brazos y repite la secuencia cuatro veces más.

Beneficios

Este movimiento estirará los músculos pectorales y mejora la postura de la región cervical y el cuello.

Consejos útiles de Pilates

• Realiza este movimiento frente al espejo para asegurarte de que no arquees la espalda.
• Aplica presión en las puntas de los dedos para estirarte, como si tuvieras cuerdas atadas a ambos dedos índice y alguien jalara una mano hacia el piso y la otra hacia el techo.

El programa integral de Pilates en un vistazo

El programa integral de Pilates sigue una secuencia que te permite continuar de manera ininterrumpida de un ejercicio al siguiente. Sin embargo, tal vez tengas que desarrollar fuerza y flexibilidad antes de que puedas terminar toda la secuencia sin descansar. Si necesitas un descanso entre posturas difíciles, realiza la postura infantil.

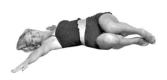

1. Estiramiento para calentar con balanceo de rodillas.

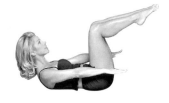

2. Los cien.

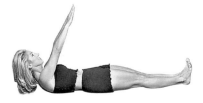

3. Flexión al frente.

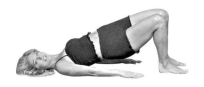

4. El puente.

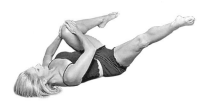

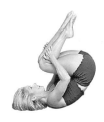

5. Círculos con una pierna.

6. Rodar como una pelota.

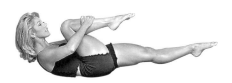

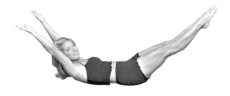

7. Estirar una pierna.

8. Estirar las piernas.

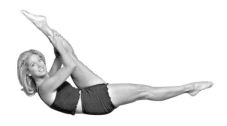

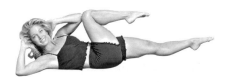

9. Estiramiento de una pierna
extendida.

10. Entrecruzado.

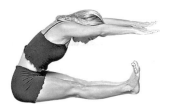

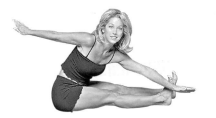

11. Estirar la columna.

12. La sierra.

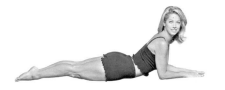

13. Estirar el abdomen.

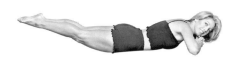

14. Levantar las piernas.

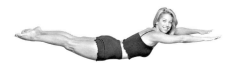

15. Supermán.

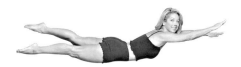

16. Natación.

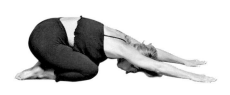

17. Relajar la espalda.

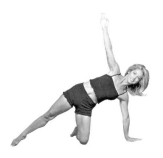

18. Posición en T.

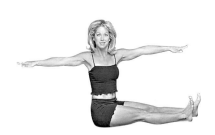

19. Rotación de columna.

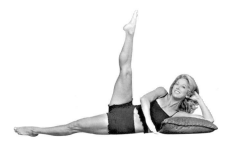

20. Elevación lateral de una pierna.

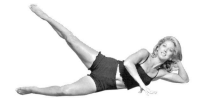

21. De lado: círculos.

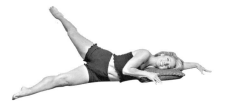

22. Al frente y atrás.

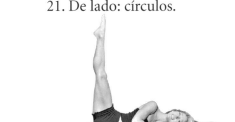

23. *Grande ronde de jambe.*

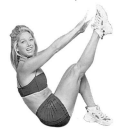

24. Balancín con una pierna.

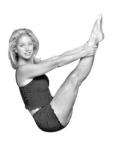

25. Balancín.

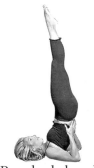

26. Parado de hombros.

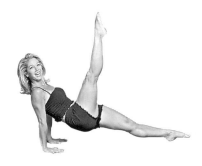

27. Tirante de pierna: atrás.

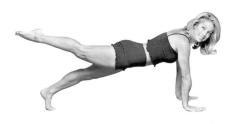

28. Tirante de pierna: adelante.

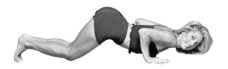

29. Lagartija de Pilates.

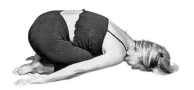

30. Postura infantil.

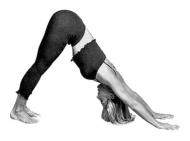

31. Flexión en A.

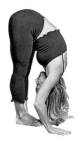

32. Flexión hacia adelante.

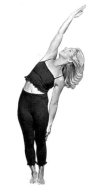

33. Estirar el cuerpo.

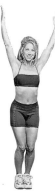

34. Expansión del pecho.

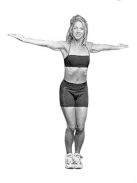

35. Levantar el pecho.

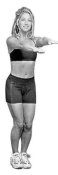

36. Tijeras alternando los brazos.

El programa de calentamiento y enfriamiento

El programa de calentamiento y enfriamiento

Esta rutina estira los músculos, desde los pies hasta la cabeza. A fin de mantener el cuerpo flexible y dúctil para los movimientos de Pilates, practica estos estiramientos; son excelentes para después de cualquier actividad aeróbica, porque estirarán cualquier músculo que pueda tensarse durante el ejercicio, evitando que sufras de rigidez después del mismo.

Me gusta hacer estos estiramientos cuando estoy mucho tiempo sentada o si me siento tensa o adolorida. Relajan músculos rígidos y permiten la circulación de la sangre hacia las articulaciones. Hazlos cuando necesites descanso, energía adicional o sentirte bien. Resultan deliciosos y sólo requieren de diez minutos.

Al igual que las demás rutinas en esta sección, los estiramientos continúan en secuencia. Cada estiramiento te prepara para el siguiente. Sostén cada uno al menos diez segundos. Si lo aguantas durante veinte, es mejor. Relájate respirando de manera lenta y profunda. No brinques. Sólo déjate llevar. Siente el estiramiento, pero sin exagerar. Busca longitud, no dolor.

Estirar cadera y glúteos

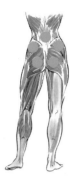

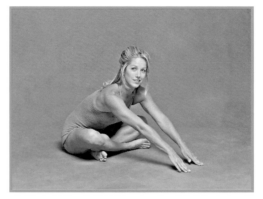

Beneficios

Estira la cadera, los glúteos y la región lumbar, ¡además de que se siente de maravilla! Asimismo, este estiramiento de cadera y glúteos ayuda a aliviar la tensión de la región lumbar al mantener flexibles los músculos de la cadera y los glúteos.

A. Siéntate cómodamente con las piernas cruzadas. Estírate a partir de la coronilla al mismo tiempo que aprietas los músculos abdominales contra la columna. Con el abdomen contraído, inclínate hacia adelante a la altura de la cadera, y estira hacia adelante las puntas de los dedos. Sentirás el estiramiento en la parte externa de muslo, glúteo y cadera de la pierna que está al frente. Respira profundo en tanto relajas la cadera.

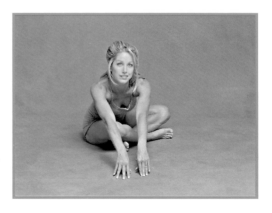

B. Con los músculos abdominales presionados contra la columna, mueve despacio el pecho hacia la derecha y sigue estirándote hasta las puntas de los dedos. Con ello tendrás un estiramiento más profundo en la región lumbar y la cadera. Respira profundo en tanto relajas la cadera.

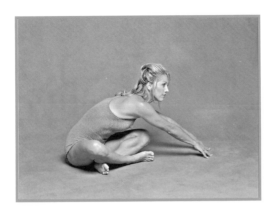

• Si presionas los músculos abdominales contra la columna, no podrás flexionar hacia adelante como si estuvieran relajados, pero lograrás un estiramiento más profundo.
• Mantén la espalda recta flexionando a partir de la cadera, no de la región dorsal o lumbar.

C. Estírate despacio hasta las puntas de los dedos al mismo tiempo que muevas el pecho hacia la izquierda. Respira profundo en tanto relajas la cadera. Coloca los brazos en el centro y adopta la posición inicial. Cambia de pierna de modo que la otra quede al frente y repite la secuencia.

Denise-ología...

"Conforme envejecemos, perdemos elasticidad, a menos que nos estiremos. Estos estiramientos te mantendrán moviéndote con garbo."

Estirar una pierna: de lado

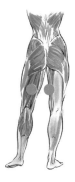

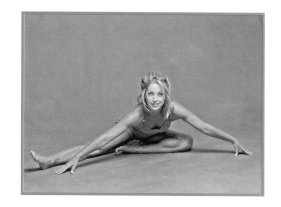

Siéntate con la pierna izquierda doblada y el pie izquierdo cerca de la ingle. Estira el brazo derecho en un ángulo de 45 grados con el torso. Contrae el abdomen hacia la columna al mismo tiempo que exhalas y flexionas hacia adelante, sintiendo el estiramiento a lo largo de la parte interna y posterior del muslo de la pierna estirada. Cambia de pierna y repite la secuencia.

Beneficios

Este movimiento, excelente para ayudarte a tener una espalda sana, estira las áreas posterior e interna de los muslos.

Consejos útiles de Pilates

• Recuerda mantener los músculos abdominales presionados contra la columna.
• Tómate tu tiempo.
• Procura no levantar los glúteos del piso.

Denise-ología...

"La flexibilidad requiere de un esfuerzo regular... así que continúa."

Giro de columna

A. Siéntate con las piernas estiradas frente a ti. Dobla la rodilla izquierda y jala el talón izquierdo hacia el glúteo derecho. Dobla la rodilla derecha y coloca el pie justo afuera de la rodilla izquierda. La forma de la pierna debe parecer un *pretzel*.

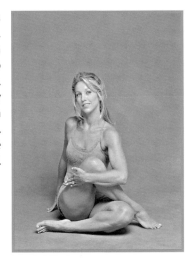

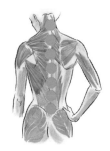

Beneficios

Este movimiento estira la cadera, gira y extiende la columna, las costillas y el abdomen.

Consejos útiles de Pilates

B. Siéntate erguida, estira desde la coronilla y jala los músculos abdominales hacia la columna, mientras inhalas y giras hacia la derecha. Utiliza la mano derecha para hacer presión en el piso y mantén el cuerpo erguido, sin recargarte hacia atrás. Para girar un poquito más, utiliza la mano izquierda y jala un poco el muslo. Exhala y libera. Repite con el otro lado, acomodando las piernas para que la izquierda quede encima.

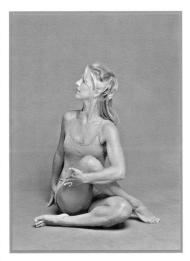

• Muévete de la cadera hacia arriba y no de los hombros hacia abajo. Imagina que tu columna es un poste recto y que giras el cuerpo alrededor de él.
• Utiliza la fuerza de los músculos abdominales para aumentar la rotación.

Abrir la cadera

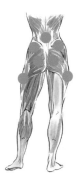

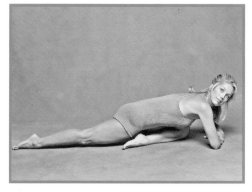

Beneficios

Estira los glúteos, la cadera, los flexores de la cadera (en la pelvis), los cuádriceps (los músculos que forman el frente de los muslos), la región lumbar y la cara externa de los muslos, evitando el dolor de espalda. Es excelente para mujeres porque la unión de nuestra cadera es muy diferente a la de los hombres y nuestros músculos son más estrechos. Aun cuando puedas sentirte tirante en esta pose, en cuanto la domines te sentirás de maravilla.

A. Colócate con las rodillas bajo la cadera y las manos bajo los hombros. Acerca la rodilla izquierda al pecho, deja descansar la espinilla y el muslo izquierdos en el piso. Estira la pierna derecha hacia atrás. Flexiona los brazos, y soporta el peso corporal con los antebrazos en tanto abres la cadera. Respira profundo al mismo tiempo que relajas la cadera.

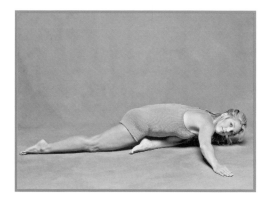

B. En cuanto se abra tu cadera y el glúteo izquierdo se acerque al piso, estira los brazos a los lados, colocando la mayor parte de tu peso corporal sobre la pierna doblada. El peso obligará a que la cadera se abra aún más. No intentes hacerlo si todavía te incomoda la posición básica. Respira profundo al mismo tiempo que relajas la cadera. Repite con la otra pierna.

Abrir la cadera

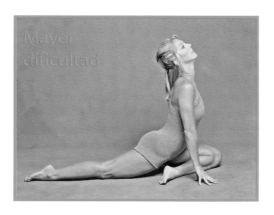

• Permite que la región lumbar se ensanche, en tanto se hunde, en este estiramiento.
• El uso de los músculos abdominales aumenta el estiramiento y evita contracturas o tensión en la región lumbar.
• Procura mantener la cadera fija.

Contrae el abdomen hacia la columna y jala el glúteo izquierdo al piso. Aplica presión en las manos y levanta el pecho, a fin de abrirlo hacia el techo. Si trabajas correctamente los músculos abdominales, debes sostener muy poco peso corporal en las manos.

Denise-ología...

"No juzgues tu éxito por la ganancia económica, sino por el grado en que disfrutas de salud, paz y amor. Estas mercancías jamás se pueden intercambiar o comerciar."

El estiramiento favorito de Denise para la parte inferior del cuerpo

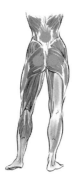

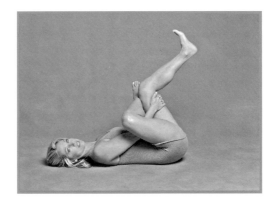

Beneficios

Abre la cadera y extiende el glúteo mayor.

Recuéstate boca arriba con las piernas flexionadas y los pies planos sobre el piso. Levanta la rodilla derecha y coloca la espinilla derecha encima de la parte inferior del muslo izquierdo. Contrae el abdomen al mismo tiempo que acercas la rodilla izquierda al pecho. Rodea el muslo izquierdo con las manos (mete el brazo derecho entre las piernas) y acércalo con suavidad hacia el pecho. Respira profundo en tanto relajas la cadera. Repite con la otra pierna.

Consejos útiles de Pilates

• Mantén el control y contrae los músculos abdominales durante el estiramiento.
• Jala el coxis hacia el piso para ayudar a que aumente tu flexibilidad.
• Otra forma de sentir realmente el estiramiento es mecerte despacio de un lado a otro teniendo como objetivo el músculo tendinoso que llega hasta los glúteos.

Estirar la espalda y los músculos posteriores del muslo

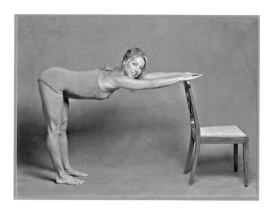

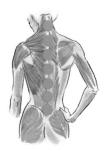

Párate a una distancia de un metro de una silla. Estira los brazos por encima de la cabeza y flexiona hacia adelante a partir de la cadera, controlando este movimiento con la fuerza de los abdominales. Cuando las manos lleguen a la parte de arriba de la silla, apóyalas ahí. Si tienes los pies a la altura de la cadera, empuja ésta hacia atrás. Luego respira profundo mientras te estiras hacia atrás a partir del coxis.

Denise-ología...

"Estiliza tu cuerpo y utiliza la respiración para relajarte, de modo que la energía fluya de adentro hacia afuera."

Beneficio

Este estiramiento clásico alarga toda la columna, desde el cuello hasta el coxis y extiende la parte posterior de las piernas.

Consejos útiles de Pilates

• Imagina que un imán muy potente jala tu coxis hacia la pared que está detrás de ti.

Estirar los glúteos

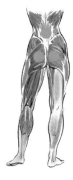

Beneficios

Este movimiento estira la cadera y los glúteos en tanto mejora tu equilibrio.

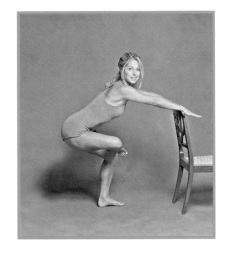

Párate a un metro frente a una silla. Coloca el tobillo derecho sobre la parte baja del muslo izquierdo, justo arriba de la rodilla. Estírate hacia adelante y coloca ambas manos sobre el respaldo de la silla para mantener el equilibrio, al tiempo que flexionas lentamente la rodilla izquierda. En cuanto la dobles, la pierna derecha permanecerá inmóvil. Respira profundo en tanto se abre la articulación de la cadera. Repite con la otra pierna.

Consejos útiles de Pilates

• Los músculos abdominales ayudan a mantener el equilibrio. Si te sientes tambalear, concéntrate en tu centro y estabilízate a partir del mismo.

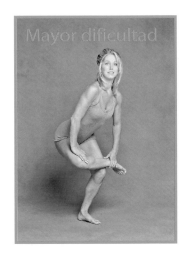

Mayor dificultad

Si en la postura para principiantes sientes que tienes equilibrio y flexibilidad, intenta sin la silla. Conforme flexionas la pierna, mantén la espalda recta y los músculos abdominales contraídos.

Estirar la pantorrilla

Párate a 30 centímetros de una silla. Coloca las manos encima del respaldo y da un paso grande hacia atrás con la pierna derecha. Flexiona la rodilla izquierda, estírate hacia atrás a partir del talón derecho y siente el estiramiento de la pantorrilla derecha. Respira profundo en tanto relajas la pantorrilla. Repite con la otra pierna.

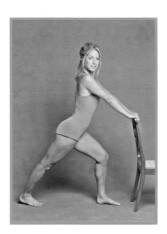

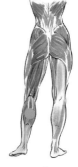

Beneficio

Este estiramiento, el favorito de los corredores, es excelente para los gemelos (pantorrilla), porque evita las contracturas.

Consejos útiles de Pilates

• Mantente erguida durante el estiramiento. No te recargues demasiado hacia adelante.
• La contracción del abdomen aumentará el estiramiento de la pierna posterior.

Denise-ología...

"Si usas zapatos con un tacón mayor a cinco centímetros, tendrás que estirar las pantorrillas. De lo contrario, la rigidez en las extremidades inferiores puede provocar un esfuerzo en la región lumbar."

Estirar el muslo

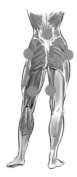

Beneficios

Excelente para la circulación y el estiramiento de las partes posterior e interna del muslo, la cadera y la región lumbar.

Consejos útiles de Pilates

• Mantén los músculos abdominales contraídos y los hombros relajados.
• Utiliza los abdominales a la altura de la cintura para levantar la pierna más alto.

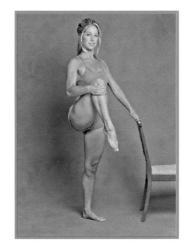

A. Párate junto a una silla. Coloca el peso corporal en el pie izquierdo y levanta la rodilla derecha hacia el pecho. Puedes utilizar una silla para mantener el equilibrio. Sujeta la espinilla derecha con los dedos para levantarla un poco más, aumentando el estiramiento. Respira profundo en tanto relajas el muslo.

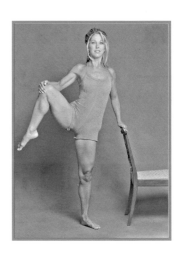

B. Gira el muslo derecho hacia ese lado, sintiendo un estiramiento a lo largo de su cara interna. Respira profundo mientras lo relajas. Regresa a la posición inicial y repite con la otra pierna.

Estirar flexores de la cadera y cuádriceps

Párate a 30 centímetros de una silla. Coloca el peso corporal sobre el pie izquierdo. Flexiona la rodilla derecha y acerca el pie al glúteo. Sujeta el tobillo con la mano derecha. Jala los músculos abdominales hacia la columna y concéntrate en extender la rodilla derecha hacia el piso. Respira profundo en tanto relajas el muslo. Repite con la otra pierna.

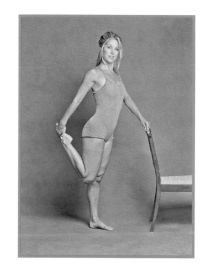

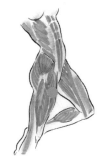

Beneficios

Estira los cuádriceps y los flexores de la cadera que conectan la parte superior de los cuádriceps desde la pelvis hasta la región lumbar.

Consejos útiles de Pilates

• Muchas personas hacen este estiramiento de modo incorrecto jalando la rodilla detrás del cuerpo, en vez de estirarla hacia abajo. Si en verdad contrajiste los músculos abdominales contra la columna, sentirás un estiramiento profundo en el muslo en tanto estiras la columna hacia abajo, no hacia atrás.
• Procura mantener juntas las rodillas.

Denise-ología...

"Estira hasta una posición cómoda, sobre todo al principio; luego, la 'tensión del estiramiento' debe ceder poco a poco en tanto mantienes la posición."

El programa de calentamiento y enfriamiento en un vistazo

Intenta esta secuencia de estiramientos antes o después de cualquier rutina de Pilates o luego de un ejercicio aeróbico o un deporte, incluyendo los ejercicios cardio-vasculares de la parte cuatro. Si quieres, también puedes hacer algunos de estos estiramientos a media mañana o media tarde para relajar el cuerpo después de estar muchas horas sentada frente a la computadora.

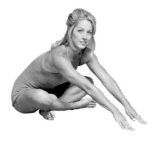

1. Estirar cadera y glúteos.

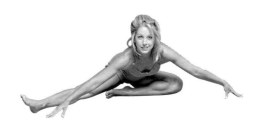

2. Estirar una pierna: de lado.

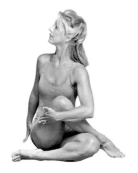

3. Giro de columna.

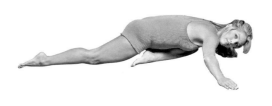

4. Abrir la cadera.

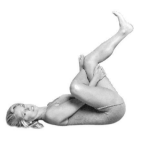

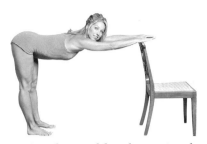

5. El estiramiento favorito de Denise para la parte inferior del cuerpo.

6. Estirar la espalda y los músculos posteriores del muslo.

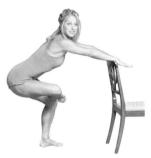

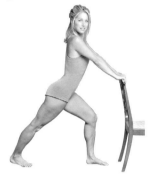

7. Estirar los glúteos.

8. Estirar la pantorrilla.

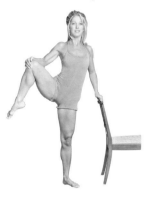

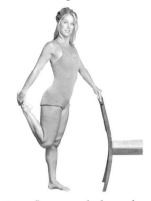

9. Estirar el muslo.

10. Estirar flexores de la cadera y cuadríceps.

Denise-ología...

"Cuando termines un ejercicio de Pilates, no sólo te sentirás mejor físicamente, te sentirás mejor contigo misma."

Part

e
tres

Elige
tu plan

Seis rutinas, diez minutos a la vez

Seis rutinas, diez minutos a la vez

¿**Q**uieres adelgazar la cadera o los muslos? ¿Te gustaría tonificar esa flacidez necia debajo de los brazos? ¿Te molesta la forma en que tu bajo vientre cuelga desde tu último embarazo? ¿Tienes dolor de espalda o articulaciones?

Si respondiste afirmativamente a cualquiera de estas preguntas, las rutinas de Pilates de esta sección son para ti. Las partes dos y cuatro de este libro te ofrecen rutinas para el acondicionamiento corporal integral. Aquí, desarrollé rutinas cuyo objetivo son puntos conflictivos específicos (como el estómago, los glúteos y los muslos) o lograr metas específicas (como evitar o aliviar el dolor de articulaciones, de la región lumbar o estar en forma luego de tener un bebé). Cada una de las siguientes rutinas se enfoca en un punto particular, además de tu centro: los músculos abdominales y la espalda.

Si, como yo, andas de prisa desde el momento en que te levantas en la mañana hasta que te vas a dormir en la noche, te encantarán estas rutinas porque son cortas y efectivas. Cada una dura menos de diez minutos. Cualquier rutina determinada te proporciona la dosis mínima requerida para estar en forma y tener flexibilidad. No se te olvide incluir estiramientos de calentamiento y enfriamiento de la parte dos, antes o después de cada ejercicio.

Elige la rutina que más necesites y utilízala como un complemento maravilloso para tu rutina completa de Pilates. Cada vez que puedas dedicar unos cuantos minutos, haz cada una de ellas. Por ejemplo, si tienes tiempo, agrega una a tu programa integral de Pilates de la parte dos. Si no cuentas con tanto tiempo, toma en consideración una de estas rutinas en vez de El programa integral de Pilates.

La siguiente es otra excelente idea que a mí me gusta hacer. Combina y ajusta estas rutinas con tu programa de cambio corporal integral de tres semanas de la parte cuatro. En cuanto termines este programa, continúa con los ejercicios de Pilates que más disfrutes de ese plan y sustituye cualquiera de los ejercicios más cortos por los que menos te acomoden. Por ejemplo, tu objetivo es hacer los ejercicios de Pilates tres veces a la semana. Un día podrías hacer la rutina de diez minutos para la parte superior del cuerpo de la página 173 de esta sección. Otro día podrías hacer El programa integral de Pilates de la parte dos. Un tercer día podrías apegarte a una rutina de Pilates del cambio corporal integral de tres semanas.

Combinar y ajustar las rutinas de este libro proporciona la variedad que necesitas para mantenerte motivada. También te ayudará a trabajar los músculos de manera diferente, por lo cual los ejercicios serán más efectivos.

¡*Puedes* darte tiempo!

Independientemente de cuán corta sea tu rutina de ejercicio, sólo te apegarás a ésta si aprendes a darle un equilibrio a las exigencias de la vida y buscar tiempo para ti misma. Yo lo sé, tuve que hacer lo mismo.

Con dos programas de televisión por producir y filmar, tengo un horario de trabajo muy ocupado. Entre levantarme, hacer ejercicio, preparar a las niñas y enviarlas a la escuela, hacer las diligencias, atender asuntos relacionados con el trabajo, pasar tiempo con las niñas y mi marido, además de preparar la cena, a veces me cuesta trabajo ver qué es lo más importante.

Quizá pienses que es imposible que pueda darme tiempo para hacer mis ejercicios de Pilates y cardiovasculares. Después de todo, hago ejercicio para ganarme la vida, ¿o no?

Pues no es tan simple. Claro, cuando filmo los programas de televisión y los videos, hago ejercicio. Pero sólo filmo tres meses al año. El resto del tiempo mi carrera involucra obligaciones sedentarias como escribir, planear y hablar por teléfono. Tengo que hacer un verdadero esfuerzo para incluir el ejercicio en mi día, igual que todos los demás.

Para dar un mayor equilibrio a mi vida, escribo metas a corto y largo plazo y establezco una visión de dónde me gustaría estar. Puedes hacer lo mismo. Escribe tres cosas que te gustaría eliminar de tu vida, e incluye una meta de açondicionamiento físico, ya sea bajar de peso, recuperar tu forma luego de un embarazo o fortalecer una espalda débil. Cuando lo hagas, te darás cuenta de que hacer los ejercicios de Pilates o cualquier otro se convierte en un medio para conseguir un fin, ayudándote a que el ejercicio sea una prioridad en tu vida.

También aprendí a descansar. Procuro asimilar que hay días en que no voy a terminar de hacer las cosas. Mi familia es la número uno de mis prioridades, por lo que diario, a las tres de la tarde, dejo a un lado mi trabajo, me olvido de los platos sucios

El poder de los diez

Viajo muchísimos días o simplemente no puedo incluir toda una rutina. Así que hago lo que puedo, aunque sólo sea un ejercicio de cinco o diez minutos. Es difícil creer que diez minutos ayuden en algo, pero ¡sí sirve! Investigaciones de la Universidad de Pittsburgh revelan que quienes hacen ejercicio durante diez minutos pueden ejercitarse en general con mayor regularidad que quienes se esfuerzan durante 30 minutos.

en el fregadero, ignoro el teléfono y me convierto en mamá al 100 por ciento. Ayudo a mis dos hijas con su tarea, las llevo a la práctica de tenis y estoy totalmente presente para escuchar, hablar y jugar.

Siempre hay quehaceres del hogar, pero mis hijas tarde o temprano crecerán. Establecer esas prioridades me ayudó a buscarme tiempo para mis niñas, mi marido y para mí misma.

Estoy consciente de que, para ser una buena mamá, debo estar en condición. Practicar Pilates con regularidad es una de las mejores formas de aliviar la presión de la vida cotidiana.

Procuro hacer ejercicio en la mañana, antes de empezar las actividades del día, y hago las rutinas más efectivas, como las que elegí para esta sección. Por ejemplo, casi siempre me levanto y hago un poco de ejercicios cardiovasculares, como caminar o correr de 20 a 30 minutos. Luego regreso o me bajo de la caminadora y hago mis ejercicios de Pilates. Me gusta la forma en que me caliento con la caminata/carrera. Sudar un poco me ayuda a sentirme más flexible durante mi sesión.

Cuando trabajo y mis responsabilidades familiares amenazan con absorber mi tiempo de ejercicio, me recuerdo que el ejercicio es una manera comprobada de reducir el estrés y la ansiedad, además de que es un tranquilizante natural. El ejercicio también me ayuda a dormir mejor, o me proporciona un buen descanso nocturno y me permite despertar sintiéndome fresca. Creo que el ejercicio es mi filtro mental porque me permite deshacerme del mal humor. Lo justo para mi familia y para mí es que yo siga con mi programa de acondicionamiento normal. (Para mayor información sobre los beneficios de incluir el ejercicio aeróbico regular en tu rutina, ve la parte cuatro.)

La planeación previa de la comida por semana también me ayuda a tener más tiempo libre para hacer ejercicio durante el día. Cuando tienes que salir corriendo al supermercado para comprar algo para la cena, es fácil no hacer los ejercicios de Pilates. A fin de evitar el caos a la hora de la cena, utilizo el domingo para planear la comida. Preparo lo más que puedo para la semana. Selecciono recetas, me aseguro de tener los ingredientes y pico gran parte de lo que necesito para cocinar. Por ejemplo, horneo o aso el pollo para tener durante la semana pollo para ensaladas o fajitas.

Mi rutina de diez minutos para cadera, muslos y glúteos

Mi rutina de diez
minutos para
cadera,
muslos y glúteos

A fin de hacer mejor la gimnasia tomé años de ballet y notarás que muchos de los ejercicios son de este tipo. No son movimientos tradicionales de Pilates, sino que incluí un cambio de estilo en ellos. Todos hacen trabajar los abdominales del centro así como los músculos de la cadera, los muslos y los glúteos. Como ventaja adicional, estirar las articulaciones y los músculos te ayudará a alargar las piernas, que se te verán largas, delgadas y elásticas como las de una bailarina. También incluí algunos movimientos que, al trabajar los glúteos mayores, ¡ayudarán a que tu trasero sea tu *mejor* lado!

Haz cada ejercicio en secuencia durante un minuto. Si es necesario que repitas con el otro lado del cuerpo, entonces hazlo 30 segundos de cada lado. Para casi todas las personas, eso significa de diez a veinte repeticiones, pero avanza a tu propio ritmo. Procura hacer cada repetición con la mayor efectividad que esté a su alcance. Recuerda enfocarte en tu centro durante cada movimiento.

Paso al frente de ballet

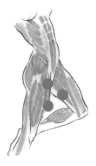

Beneficios

Este ejercicio es excelente para dar forma a la pierna porque hace trabajar la parte interna y anterior de los muslos, además de calentar los músculos de las piernas para el resto de la rutina.

Consejos útiles de Pilates

• Empieza el movimiento a partir de los músculos abdominales, luego la parte superior de la cara interna del muslo y después el resto de la pierna hacia abajo, hasta los dedos de los pies.

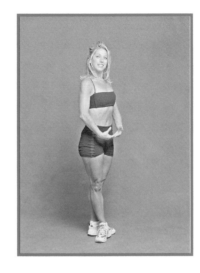

A. Empieza con la quinta posición de ballet, las manos al frente a la altura de la cintura, el abdomen contraído hacia la columna y los pies hacia afuera con el talón del derecho contra el dedo gordo del izquierdo.

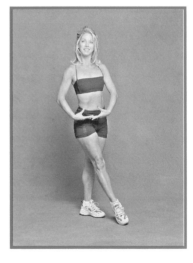

B. Utiliza la fuerza de los músculos abdominales para mantener el equilibrio en tanto inhalas y deslizas el dedo gordo del pie derecho hacia adelante en diagonal. Exhala al mismo tiempo que regresas a la posición inicial. Repite durante 30 segundos, luego cambia de pierna.

Paso lateral de ballet

A. Empieza con la quinta posición, las manos al frente a la altura de la cintura, el abdomen contraído hacia la columna y los pies hacia afuera con el talón derecho contra el dedo gordo del izquierdo.

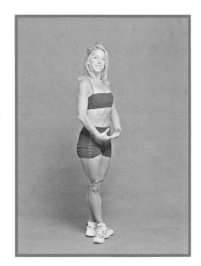

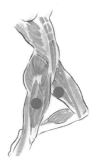

Beneficios

Este movimiento hace trabajar los muslos, sobre todo las caras interna y externa

Consejos útiles de Pilates

• Cuando sientas que no guardas el equilibrio, concéntrate en los músculos abdominales. Enciérralos en ese cierre imaginario del corsé y pronto recuperarás el equilibrio.
• Siente los muslos internos conectarse con la región inferior del abdomen.

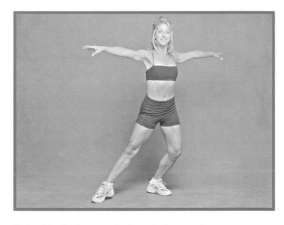

B. Utiliza la fuerza de los abdominales para mantener el equilibrio al mismo tiempo que inhalas y trasladas tu peso corporal a la pierna izquierda, flexionas la rodilla, levantas los brazos a los lados y deslizas el pie derecho, que apunta hacia afuera, a un lado. Intenta realizar todo el ejercicio en un movimiento fluido. Exhala en tanto regresas a la posición inicial. Repite durante 30 segundos, luego cambia de pierna.

Plié

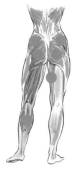

Beneficios

Este movimiento tiene por objetivo la parte inferior del cuerpo, sobre todo los glúteos, los muslos y las pantorrillas.

Consejos útiles de Pilates

• Presiona los talones juntos al tiempo que abres y bajas las piernas. Te ayudará a mantener el equilibrio además de contraer los músculos abdominales.
• Conserva la espalda recta y la columna estirada. Piensa en una buena postura.

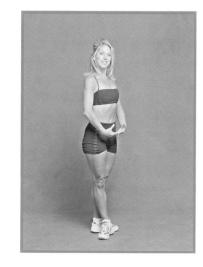

A. Empieza en la quinta posición, con las manos al frente a la altura de la cintura, los músculos abdominales contraídos hacia la columna y los pies hacia afuera con el talón del derecho contra el dedo gordo del izquierdo.

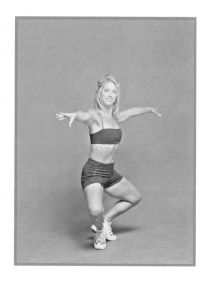

B. Utiliza la fuerza de los abdominales para mantener el equilibrio en tanto inhalas, juntas los tobillos, te apoyas en los metatarsos y abres y bajas las piernas, con las rodillas a los lados. Estira los brazos a los lados para equilibrarte. Exhala mientras haces presión sobre la parte interna de los muslos para levantarte. Repite.

Relevé

A. Párate con el peso corporal en el pie derecho, los músculos abdominales contraídos hacia la columna y las manos sobre la cadera. Flexiona la rodilla izquierda y pon el pie detrás de la pantorrilla derecha.

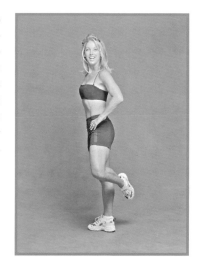

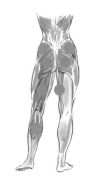

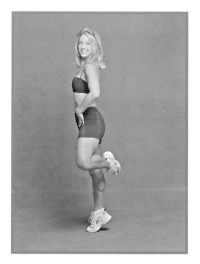

B. Con la fuerza de los músculos abdominales para mantener el equilibrio, inhala y levántate sobre los metatarsos. Exhala al mismo tiempo que bajas. Repite durante 30 segundos, luego cambia de pierna.

Beneficios

Este movimiento tiene como objetivo la parte posterior de las piernas y los glúteos, además de las pantorrillas. Tendrás unas piernas bien formadas.

Consejos útiles de Pilates

• Procura mantener una buena postura colocando los hombros sobre las caderas y la cintura sobre los arcos del pie.
• Si sientes que no guardas el equilibrio, utiliza una silla para apoyarte.
• Contrae los músculos abdominales.

Secuencia de extensión de piernas

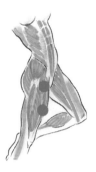

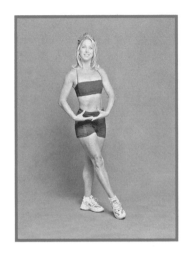

A. Empieza con las manos a la altura de la cintura, el abdomen contraído y el pie derecho en punta ligeramente frente al izquierdo. Inhala y utiliza la fuerza de los músculos abdominales para mantener el equilibrio en tanto deslizas el dedo gordo del pie derecho hacia adelante en diagonal.

Beneficios

Tiene como objetivo los muslos además de alargar y fortalece las piernas.

Es un ejercicio de rehabilitación excelente para la rodilla. El acondicionar los músculos de la rodilla ayudarán a mantenerte sana. También es muy bueno para la región inferior de los múscu-los abdominales.

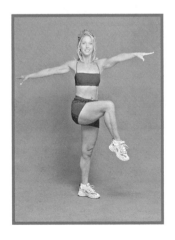

B. Manteniendo el equilibrio con el abdomen, exhala y levanta la rodilla derecha, asegurándote de conservar la cadera fija y la espalda recta. Estira los brazos para equilibrarte y relaja los hombros.

C. Mantén la rodilla a la altura de la cadera al mismo tiempo que inhalas y estiras el pie derecho.

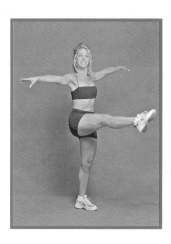

Consejos útiles de Pilates

• Muchas personas levantan un lado de la cadera más que el otro durante este ejercicio. Para cerciorarte, coloca de vez en cuando el dedo índice en cada lado de la cadera para ver si están a la misma altura.

• Lo sentirás en el cuádriceps (los músculos que forman la zona anterior de los muslos).

D. Exhala, flexiona la rodilla derecha y regresa a la posición inicial. Repite la secuencia durante 30 segundos, luego cambia de pierna.

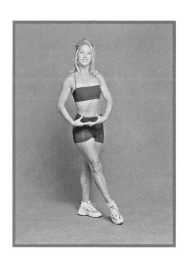

Secuencia de posición sentada

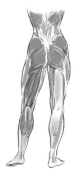

Beneficios

Este ejercicio es excelente para reafirmar los glúteos y adelgazar la cadera, lo que dará una nueva forma a esa mitad inferior.

Consejos útiles de Pilates

• Es fácil arquear la espalda durante este ejercicio. Mantenla recta contrayendo hacia arriba los músculos abdominales.
• Siéntate; tu peso debe estar en los talones.

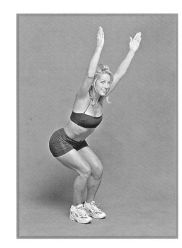

A. Párate con los pies ligeramente separados, la cara interna de los muslos levantada y los músculos abdominales planos y hacia la columna. Con la espalda recta, inhala y siéntate como si estuvieras en una silla. Al mismo tiempo, levanta los brazos por arriba de la cabeza, asegurándote de que los hombros estén relajados.

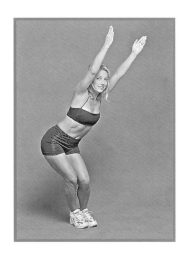

B. Exhala y estírate hasta las puntas de los dedos hacia la izquierda, dirigiendo todo el torso en esa dirección. Debes sentir que tu costado derecho se estira. Haz presión sobre la cadera derecha y empieza a hacer círculos hacia atrás en el sentido de las manecillas del reloj en tanto sigues haciendo círculos con los brazos hacia adelante.

C. Inhala y continúa haciendo círculos con los brazos a la derecha al mismo tiempo que los haces a la izquierda con la cadera. Asegúrate de contraer los músculos abdominales.

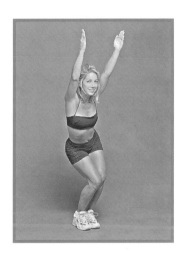

D. En cuanto hagas una rotación completa, regresa el cuerpo al centro con los brazos estirados al frente a la altura de los hombros. Sostén la postura durante 10 segundos respirando con normalidad. Regresa los brazos sobre la cabeza y repite la secuencia en la dirección opuesta.

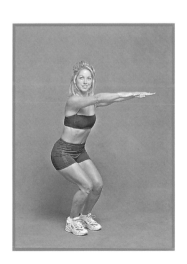

Denise-ología...

"Recuerda que los glúteos son lo último en abandonar un lugar. Deja una gran impresión y véte excelente por atrás."

Levantar los glúteos

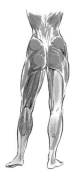

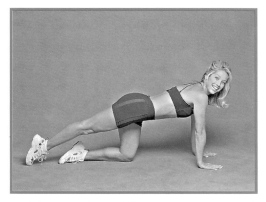

Beneficio

Es excelente para los glúteos.

A. Colócate sobre rodillas y manos, con éstas bajo de los hombros y las rodillas bajo la cadera. Estira la pierna derecha hacia atrás y toca el piso con los dedos de los pies.

Consejos útiles de Pilates

• Mantén fija la cadera. Imagina que equilibras una regla sobre la región lumbar. No dejes que se resbale.

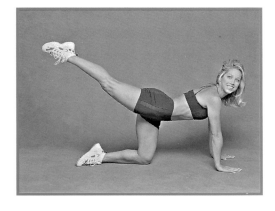

Denise-ología...

"Imagina que tus 'pompis' son una esponja y que las aprietas para exprimir hasta la última gota de agua."

B. Con los músculos abdominales contraídos, inhala y levanta el talón y la pierna derecha. Siente el ejercicio en los glúteos. Exhala y baja. Repite durante 30 segundos, luego cambia de pierna.

Secuencia para reafirmar glúteos

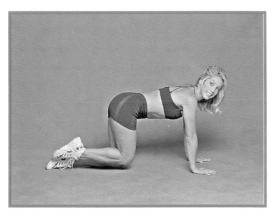

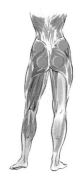

A. Con la postura inicial del movimiento anterior sobre manos y rodillas, levanta del piso la rodilla derecha.

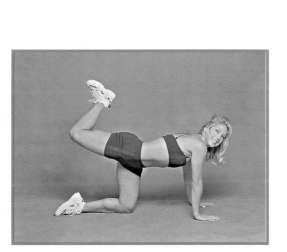

B. Jala los músculos abdominales hacia la columna en tanto inhalas y levantas atrás de ti la pierna flexionada, empujando el pie derecho hacia arriba.

Beneficio

Este movimiento afirma toda el área de los glúteos.

Consejos útiles de Pilates

• Cuando levantes una rodilla a un lado, aplica la misma presión en ambas palmas a fin de que el torso quede alineado correctamente.

—continúa

Secuencia para reafirmar los glúteos

—continuación

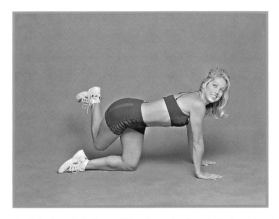

C. Exhala y jala la rodilla derecha hacia la izquierda, sobre la pantorrilla izquierda. Debes sentir la cara interna del glúteo hacia la externa, así como en la zona externa del muslo. Levanta la rodilla derecha hacia atrás y repite la secuencia durante 30 segundos antes de cambiar de pierna.

Denise-ología...

"Aprieta los glúteos donde sea y a la hora que sea; convierte ese tiempo perdido en un tiempo para hacer ejercicio."

Equilibrio lateral

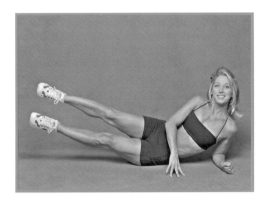

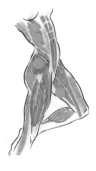

Recuéstate sobre el lado izquierdo con las piernas extendidas y ligeramente frente al plano del cuerpo. Recárgate sobre el antebrazo izquierdo y coloca la mano derecha frente a ti para mantener el equilibrio. Inhala y utiliza la fuerza de los músculos abdominales para levantar ambas piernas, sintiendo el ejercicio en el glúteo, la cadera y el muslo derechos. Exhala y baja la pierna de abajo, luego inhala y levántala. Repite varias veces durante 30 segundos. Luego cambia de lado y repite.

Beneficios

Hace trabajar los oblicuos (músculos abdominales externos), los glúteos y la cara interna de los muslos.

Consejos útiles de Pilates

• Asegúrate de que la cadera esté alineada; no permitas que el hueso de la cadera del lado derecho se mueva hacia atrás.
• Siente la cara interna de los muslos conectarse con la región inferior de los músculos abdominales.

Denise-ología...

"No conozco a nadie que no quiera tener piernas bien formadas. Con sólo diez minutos al día, puedes fortalecer, tonificar y dar forma a tus piernas para lograr que la parte baja del cuerpo se vea excelente."

Reafirmar la cara interna del muslo

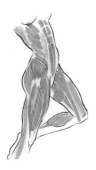

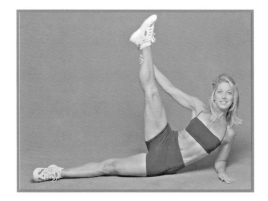

A. Recuéstate sobre el lado izquierdo con la pierna izquierda extendida y el antebrazo sobre el piso para mantener el equilibrio. Levanta la pierna derecha y sostenla con la mano derecha a la altura que te sientas cómoda.

Beneficio

Tonifica y fortalece la cara interna de los muslos.

Consejos útiles de Pilates

• Mantén el movimiento lento y controlado. Permite que los músculos del abdomen y las piernas realicen el trabajo, no el impulso.
• Siente la cara interna de los muslos y la región inferior de los músculos abdominales.

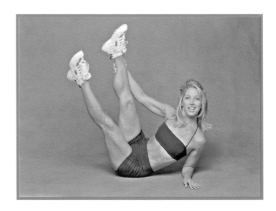

B. Con el abdomen contraído, inhala y levanta la pierna izquierda. Siente el movimiento en la cara interna del muslo. Baja la pierna unos cuantos centímetros y levántala de nuevo. Sostenla arriba durante 30 segundos al mismo tiempo que exhalas e inhalas. Luego cambia de lado y repite.

Mi ejercicio de cinco minutos para piernas con liga de resistencia

Mi ejercicio de cinco minutos para piernas con liga de resistencia

Si tienes en tu objetivo la cadera, músculos de los glúteos y muslos que te causan problemas, pero no tienes los diez minutos para mi rutina anterior, prueba con el siguiente ejercicio. Se utiliza una liga elástica a fin de tener mayor resistencia, aumentando un poco la dificultad de cada ejercicio.

Recuerda continuar con el enfoque de Pilates durante estos movimientos: contrae los músculos abdominales hacia la columna, los hombros relajados, el pecho abierto y la columna estirada. Al igual que con la rutina anterior, dedica un minuto a cada movimiento. Créeme, después de cinco minutos, ¡te vas a sentir como si hubieras entrenado mucho!

Denise-ología...

" La clave para conservarte joven son los músculos firmes y bien tonificados."

Adelgazar la cara externa de los muslos y la cadera

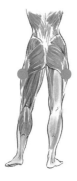

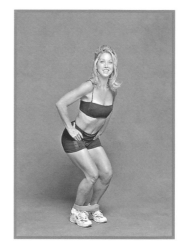

A. Ponte de pie con las manos sobre la cadera y la liga alrededor de los tobillos. Coloca los pies al ancho de los hombros, estirando un poco la liga. Flexiona las rodillas, inhala y baja tomando la posición de cuclillas, con los músculos abdominales contraídos, la espalda recta y el pecho abierto.

Beneficios

Además de tener como objetivo específico las "chaparreras" (el área propensa a abultarse en la cadera), este movimiento hace trabajar toda la parte inferior del cuerpo: la región lumbar, los músculos abdominales, los muslos y las pantorrillas.

B. Exhala y presiona hacia arriba para levantarte a la posición de pie al mismo tiempo que estiras la pierna derecha. Siente el esfuerzo en la cara externa de la cadera, el muslo y el glúteo derechos. Regresa a la posición de cuclillas y repite con la pierna izquierda. Continúa en cuclillas y alternando las piernas durante un minuto.

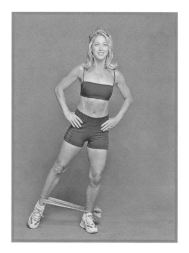

Consejos útiles de Pilates

• Si sientes que te falta coordinación, utiliza una silla o apoya una mano sobre la pared.

Reafirmar los glúteos

Parate con la liga alrededor de los tobillos y las manos sobre la cadera. Aprieta el abdomen y traslada el peso corporal al pie izquierdo. Desplaza el pie derecho atrás de ti. Siente el movimiento en los glúteos. Mueve el pie un poco hacia adelante y de nuevo hacia atrás, jala la pierna al frente y atrás unos cuantos centímetros durante 30 segundos. Luego cambia de pierna.

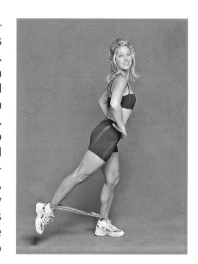

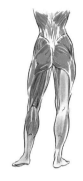

Beneficio

Tiene como objetivo el área de los glúteos, en especial la parte inferior que sobresale bajo el traje de baño.

Denise-ología...

"Haz estas rutinas a la hora que sea y donde sea. Recuerda que los músculos no saben si estás sobre el piso de la recámara o en un gimnasio elegante."

Consejos útiles de Pilates

• Recuerda jalar hacia adentro y arriba los músculos abdominales. ¡Súbeles el cierre!
• Si no logras mantener el equilibrio, coloca las manos sobre una silla o contra la pared.

Contraer los músculos posteriores del muslo

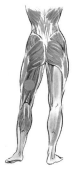

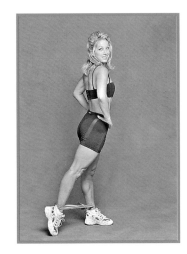

A. Ponte de pie con las manos sobre la cadera y una liga alrededor de los tobillos. Jala el vientre hacia la columna y levanta la pantorrilla detrás del plano de tu cuerpo.

Beneficio

Afirma y tonifica la parte posterior de los muslos.

Consejos útiles de Pilates

• Recuerda estirar el cuerpo antes de levantar el talón. Imagina que una cuerda te jala hacia el techo.
• Contrae los músculos abdominales como si tuvieras un corsé imaginario.

B. Con los abdominales contraídos, exhala y flexiona el talón derecho hacia los glúteos. Detente cuando la pantorrilla esté paralela al piso. Bájala al mismo tiempo que inhalas. Repite durante 30 segundos, luego cambia de pierna.

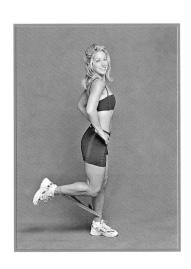

Reafirmar los cuádriceps

A. Párate con la liga alrededor de los tobillos, las manos sobre la cadera y los músculos abdominales hacia la columna. Desplaza el peso corporal sobre el pie izquierdo y flexiona la rodilla derecha, apoyando el metatarso del pie sobre el piso.

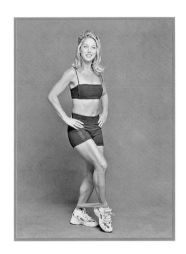

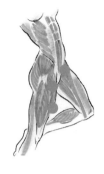

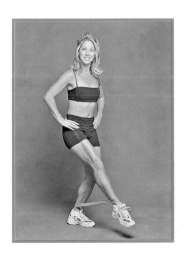

B. Exhala y estira hasta los dedos del pie derecho. Estira la pierna con sólo mover la pantorrilla. Flexiona la rodilla de nuevo a la posición inicial en tanto inhalas. Repite durante 30 segundos, luego cambia de pierna.

Beneficios

Fortalece, tonifica y afirma la parte anterior de los muslos, en especial arriba de la rodilla.

Consejos útiles de Pilates

• Provoca la mayor longitud posible en tanto estiras la pierna desde la articulación de la cadera hasta el dedo gordo del pie.

Dar forma a la cara interna del muslo

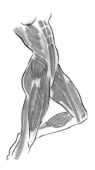

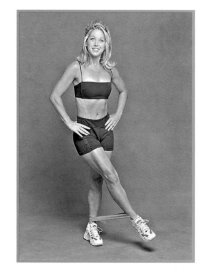

Ponte de pie con la liga alrededor de los tobillos, las manos sobre la cadera y los músculos abdominales contraídos. Traslada tu peso corporal al pie izquierdo. Estira en línea recta la pierna derecha frente a ti de modo que el metatarso del pie quede en el piso. Exhala y desplaza el pie frente a la pierna izquierda. Debes sentir el esfuerzo en la cara interna del muslo derecho. Inhala mientras regresas a la posición inicial. Repite durante 30 segundos, luego cambia de pierna.

Beneficio

Tonifica la cara interna de los muslos, evitando que rocen entre sí o se sacudan al caminar.

Consejos útiles de Pilates

• Mantén la cadera fija durante este ejercicio. De vez en cuando coloca un dedo índice en cada lado de la cadera para que puedas verificar fácilmente tu postura.

Denise-ología...

"No seas tu peor crítico. Olvídate de esos pensamientos negativos. Sé amable contigo mismo y haz algo positivo."

Mi rutina de diez minutos para la parte superior del cuerpo

Una parte superior del cuerpo fuerte, firme y flexible mejorará tu postura, provocará que la parte inferior se vea más esbelta y te permitirá realizar con mayor facilidad las obligaciones cotidianas.

Los principales músculos de la región cervical y los que rodean la columna te ayudarán a estar erguida. Esta rutina tonificará esos músculos. Asimismo, te ayudará a dar firmeza en la parte superior y posterior de los brazos, un punto preocupante para las mujeres. Además, creará una espalda larga y de apariencia elegante, perfecta para presumir un vestido. Para los hombres, esta rutina ayuda a fortalecer la parte superior del cuerpo, dar forma a brazos, pecho y hombros.

La siguiente serie de posturas incluye el enfoque de Pilates. Mantén el centro de energía firme. En cada ejercicio, conserva los músculos abdominales contraídos y hacia arriba. Éstos te ayudarán a fortalecer y moldear todos los músculos en la parte superior del cuerpo: pecho, hombros, región cervical y brazos.

Haz esta rutina al menos dos veces por semana, como complemento de los programas Pilates de la parte dos de este libro.

La primera vez que practiques esta secuencia, hazla sin aplicar peso. Después, prueba con mancuernas ligeras. Si apenas estás empezando, inicia con unas de 1 a 1.5 kilos en cada mano. Luego aumenta de 1 a 2.5 kilos conforme te sientas más fuerte.

Para la mayoría de los ejercicios, utiliza una mancuerna de cuatro kilos. Si ya tienes tiempo haciendo ejercicio, tal vez puedas empezar con las de cuatro. Si eres varón, quizá puedas empezar con mancuernas de cinco kilos e ir aumentando. Mi esposo hace estas rutinas con mancuernas de 7.5 a 10 kilos.

Te recomiendo este método práctico para elegir mancuernas: cuando hagas 12 repeticiones de un ejercicio, las dos últimas deben costarte trabajo. De no ser así, el peso es demasiado ligero y debes ponerte a prueba agregando un kilo más. Si empiezas a tener problemas mucho antes de la 10ª repetición, es demasiado peso.

Asimismo, es importante mantener una buena forma. Si se te dificulta hacer este ejercicio correctamente, es probable que estés usando demasiado peso.

Debido a que algunos músculos son más fuertes que otros, por ejemplo, los tríceps (atrás de la parte superior de los brazos), tal vez debas ajustar la cantidad de peso que levantas para diferentes ejercicios. Recuerda, tu cuerpo te dirá cuánto puedes levantar. Si te sientes inestable y pierdes el equilibrio durante el movimiento, el peso es demasiado. Levanta la mancuerna despacio y sin interrupciones.

Haz cada ejercicio de la secuencia durante al menos un minuto. Si el ejercicio requiere que repitas con el otro lado del cuerpo, entonces haz 30 segundos por lado. Para la mayoría de las personas, esto significa de diez a veinte repeticiones, pero a tu propio ritmo. Realiza los movimientos despacio y respira durante cada uno de ellos.

Denise-ología...

"Un músculo pequeño se ve de maravilla,
y hace milagros en tu metabolismo."

El cierre (remar hacia arriba)

A. Ponte de pie con las rodillas ligeramente flexionadas y los músculos abdominales hacia arriba y contraídos a la columna. Sostén un par de mancuernas frente a ti, un poco abajo de la cintura, con sus extremos tocándose entre sí.

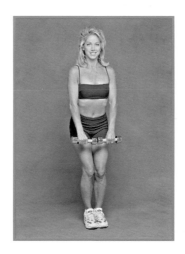

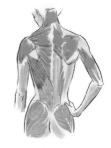

Beneficios

Estos ejercicios tonifican la región cervical y los hombros.

Consejos útiles de Pilates

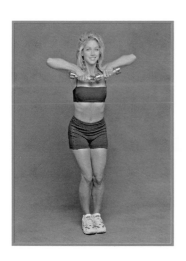

B. Presiona una mancuerna contra otra en tanto inhalas y levantas las manos hasta que los codos queden a los lados. Detente en cuanto las manos lleguen a la altura del pecho. Exhala conforme las bajas. Repite.

• Siente como si hubiera un cierre en tanto contraes los músculos abdominales hacia tu centro.
• Retrae los omóplatos hacia abajo, no los encorves hacia adelante.

Hombre fuerte

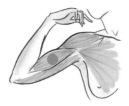

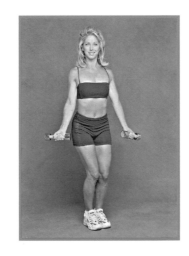

A. Párate con las rodillas ligeramente dobladas y el abdomen contraído hacia la columna. Sostén un par de mancuernas a los lados, con las palmas hacia arriba.

Beneficio

Tonifica y fortalece los bíceps, los músculos que corren al frente de la parte superior del brazo.

Consejos útiles de Pilates

• Mantén los codos pegados a los costados del cuerpo durante todo el movimiento. El área del brazo que va desde el hombro hasta el codo no debe moverse.
• Coloca las rodillas justo sobre las agujetas de los tenis.

B. Inhala mientras subes las manos hacia los hombros. Exhala mientras las bajas. Repite.

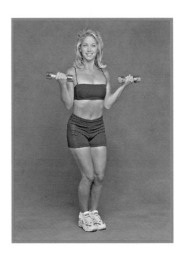

Elevar de lado

A. Párate con las rodillas un poco flexionadas y los abdominales hacia la columna. Sosteniendo mancuernas al frente un poco más abajo de la cintura y con las palmas frente a frente, flexiona ligeramente hacia adelante a partir de la cintura.

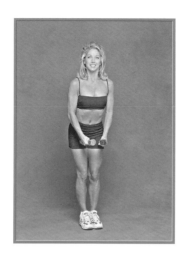

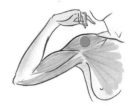

Beneficio

Tonifica los hombros, sobre todo los deltoides medios.

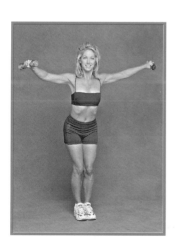

B. Mantén los hombros hacia abajo mientras exhalas y levanta los brazos a los lados. Detente cuando tus manos lleguen a la altura de los hombros. Inhala en tanto bajas los brazos. Repite.

Consejos útiles de Pilates

• Mantén el movimiento lento y controlado. No separes los brazos de los costados.
• Atiende al centro de tu cuerpo, manteniendo firmes los músculos abdominales.

Alternar los brazos

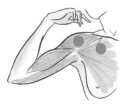

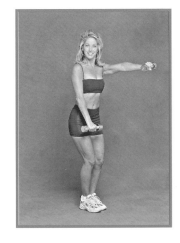

A. Ponte de pie con las rodillas ligeramente flexionadas, los abdominales contraídos y el ombligo hacia la columna. Sostén mancuernas a los lados, con las palmas hacia atrás. Mientras mantienes los hombros abajo, exhala y levanta el brazo izquierdo frente a tu cuerpo, sosteniendo la mano a la altura del pecho, extendido con el codo un poco doblado.

Beneficio

Este ejercicio tonifica los hombros, en especial los deltoides anteriores (frontales).

Consejos útiles de Pilates

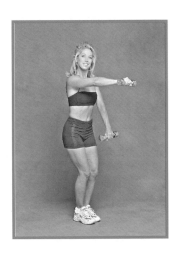

B. Inhala mientras bajas el brazo. Repite con el brazo derecho, y continúa alternando durante un minuto.

• Mantén el cuello estirado y los hombros abajo. Deja el mayor espacio posible entre los hombros y las orejas.
• Mientras más lento, mejor. Haz movimientos suaves y fluidos.

La catarina

A. Párate con las rodillas ligeramente flexionadas y abiertas, los músculos del abdomen contraídos y el ombligo hacia la columna. Sostén mancuernas debajo del pecho con los codos doblados y las palmas frente a frente, y flexiona hacia adelante a partir de la cintura formando un ángulo de 45 grados.

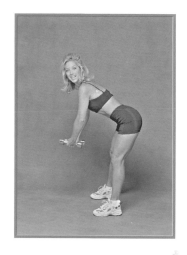

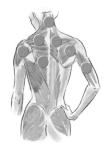

Beneficio

Tonifica y fortalece la región dorsal.

Consejos útiles de Pilates

B. Inhala y levanta ambas mancuernas a la altura de los hombros, manteniendo los codos doblados durante todo el movimiento. Exhala al mismo tiempo que bajas las mancuernas. Repite.

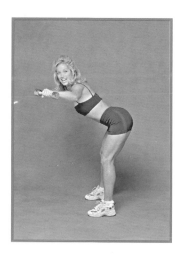

• Mantén la espalda recta durante todo el movimiento. Trata de no inclinar la columna en ninguna dirección.
• Guíate con los codos.
• No contraigas el cuello ni los hombros.
• Conserva la fuerza en los músculos abdominales para dar soporte a la espalda.

Extensión de brazos

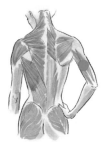

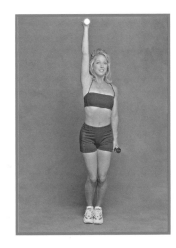

A. Ponte de pie con las rodillas ligeramente flexionadas, los músculos abdominales contraídos y el ombligo hacia la columna. Sostén mancuernas a los lados, con las palmas hacia los muslos. Exhala, levanta el brazo derecho al frente, sobre la cabeza y estira hacia el techo. Extiende el brazo izquierdo hacia el piso.

Beneficio

Tonifica los brazos, en especial los tríceps, músculos posteriores de los brazos.

Consejos útiles de Pilates

• Usa una mancuerna ligera.
• Permite que la mano del brazo levantado se mantenga alejada de la cabeza, con el pulgar hacia fuera. Esto hará que el ejercicio se concentre en el área de los tríceps.
• Toma tu tiempo y controla el movimiento.
• Pon atención al centro de tu cuerpo.

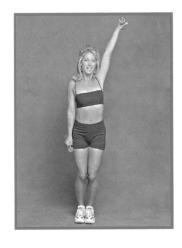

B. Inhala al mismo tiempo que cambias de brazo. Continúa alternando durante un minuto.

Tonificar los tríceps

A. Ponte de pie con las rodillas ligeramente flexionadas, el abdomen contraído y el ombligo presionado hacia la columna. Sosteniendo una mancuerna con la mano derecha, levanta ese brazo hacia el techo. Usa la mano izquierda para detener el brazo derecho.

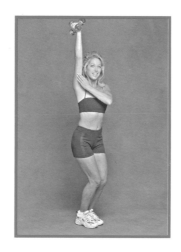

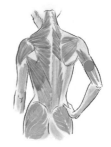

Beneficio

Este ejercicio tonifica más los tríceps, eliminando la flacidez debajo del brazo.

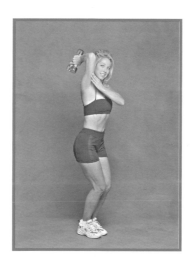

Consejos útiles de Pilates

• Mantén inmóvil la parte superior del brazo, desde el hombro hasta el codo.
• Siente el trabajo en los tríceps.
• Procura no arquear la espalda.

B. Mientras inhalas, dobla el codo derecho, llevando la mancuerna por detrás de la cabeza. Luego exhala y levanta la mancuerna hasta la posición inicial. Repite durante 30 segundos, luego cambia de brazo.

Remar con ambos brazos

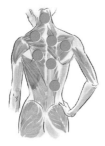

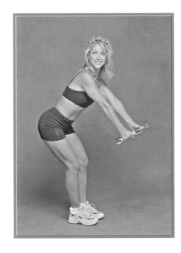

A. Ponte de pie con las rodillas ligeramente flexionadas, el abdomen firme y el ombligo comprimido contra la columna. Flexiona la cintura. Sosteniendo una mancuerna en cada mano y las palmas frente a frente, estira los brazos de modo que las manos queden en el mismo plano que los hombros.

Beneficios

Este movimiento mejora tu postura al fortalecer todos los músculos de la columna y la región dorsal.

Consejos útiles de Pilates

• Mientras aplicas presión hacia atrás con los codos, concéntrate en el área que separa los homóplatos. Úsala para jalar las mancuernas hacia el torso.
• Mantén el pecho extendido, pero con las costillas hacia abajo.

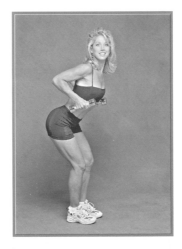

B. Cuando exhales y jales los hombros detrás del cuerpo, mantenlos hacia abajo y alejados de las orejas. Inhala y regresa a la posición inicial. Repite.

Denise-ología...

"En ocasiones, mientras veo las noticias, hago ejercicios con los brazos. Hazlos siempre que tengas tiempo."

Presión por encima de la cabeza

A. Ponte de pie en posición de lanzar, con la pierna derecha extendida detrás del cuerpo y la izquierda al frente, flexionada. Contrae los músculos abdominales hacia la columna. Dobla los brazos y baja las mancuernas a la altura de los hombros con las palmas al frente.

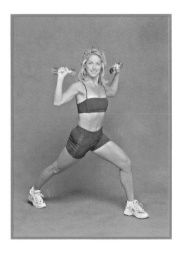

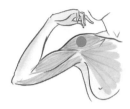

Beneficio

Este movimiento tonifica los músculos de los hombros, dando una hermosa forma a la parte superior del cuerpo.

Consejos útiles de Pilates

• Todo tu cuerpo necesita estar fuerte y estable durante este ejercicio.
• Concéntrate en mantener el abdomen firme mientras subes las mancuernas y no permitas que la espalda se arquee.

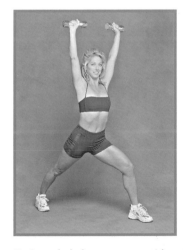

B. Con el abdomen contraído y los hombros abajo y alejados de las orejas, exhala y sube las mancuernas, estirando los brazos. Inhala mientras bajas los brazos. Repite.

Fortalecer el músculo rotatorio

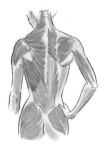

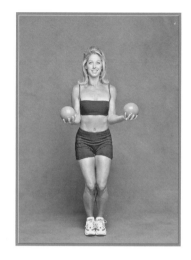

A. Párate con las rodillas ligeramente flexionadas, los músculos del abdomen contraídos y el ombligo hacia la columna. Coloca una pelota con peso en cada mano o toma un par de mancuernas. Dobla los codos y pégalos a las costillas con las palmas hacia arriba.

Beneficios

Este ejercicio fortalece los pequeños músculos rotatorios de los hombros. Éstos son los que suelen desgastarse con la edad y te dificultan hacer algo tan sencillo como levantar los brazos por encima de la cabeza.

B. Con los codos junto a las costillas, exhala y gira los antebrazos hacia los lados, inhala y regresa a la posición de inicio. Repite.

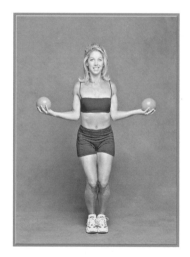

Consejos útiles de Pilates

· Éste es un movimiento muy pequeño, pero efectivo.
· Yo hago este ejercicio usando pelotas con peso, pero también se puede hacer con mancuernas o sin resistencia alguna.

Mi rutina abdominal avanzada de diez minutos

Mi rutina abdominal avanzada de diez minutos

Pilates, como ningún otro ejercicio, tiene como objetivo los músculos abdominales. Esta minirrutina contiene algunos de los movimientos de Pilates más pesados. Úsalos cuando no tengas mucho tiempo, cuando estés dispuesta a enfrentar un reto o cuando quieras "cambiar" un poco.

La rutina trabaja toda la región abdominal y la espalda. Cada ejercicio es específico y está diseñado para los músculos del abdomen, así como los de la espalda, que trabajan juntos para funcionar como soporte para todo el torso.

Recuerda que mantener el abdomen contraído y el ombligo presionado contra la columna te da control sobre todos los movimientos. Como algunos de ellos son muy pesados, ésta es una rutina adecuada para probar mi técnica de respiración de percusión.

Haz cada ejercicio de la secuencia durante un minuto. Si requiere repetirlo con el otro lado del cuerpo, hazlo durante 30 segundos de cada lado.

La rana

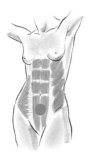

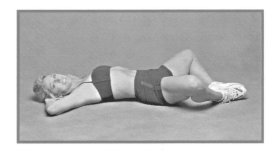

A. Recuéstate boca arriba con las rodillas dobladas a los lados y las plantas de los pies tocándose. Descansa la cabeza sobre las yemas de los dedos, con los codos hacia los lados.

Beneficios

Este movimiento fortalece el bajo vientre y el área pélvica, dando mayor soporte a la región lumbar.

Consejos útiles de Pilates

• Mantén los codos a los lados mientras haces este movimiento. (No debes verlos). Esto evitará que uses las manos para levantar la cabeza. En vez de ello, descansa la cabeza en las yemas.

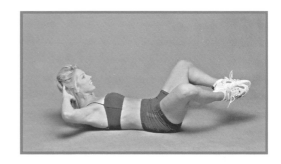

B. Exhala al mismo tiempo que contraes los abdominales hacia la columna y acercas la cadera y las costillas, levantando del suelo pies y hombros. Inhala mientras bajas. Repite.

Levantar las piernas

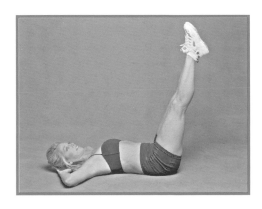

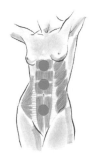

A. Recuéstate boca arriba con la cabeza descansando en los dedos, los codos hacia los lados y las piernas estiradas en el aire, formando un ángulo de 90 grados con el torso.

Fortalece el músculo recto abdominal.

Consejos útiles de Pilates

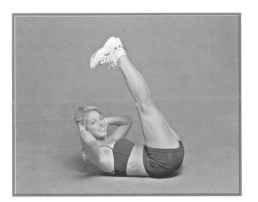

B. Presiona el abdomen hacia la columna y exhala en tanto acercas los huesos de la cadera a las costillas, subiendo pies y hombros. Inhala mientras bajas. Repite.

• Para resistir la tentación de hacer trampa, concéntrate en el área bajo el ombligo. Levanta presionándola hacia adentro y arriba. Mantenla plana mientras bajas las piernas.
• Contrae el ombligo, ancla el torso y aprieta los muslos.

El sacacorcho

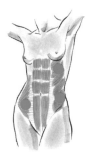

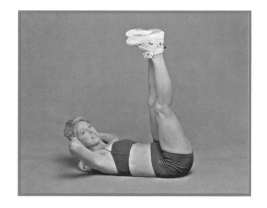

Beneficio

Este movimiento fortalece la zona lateral del área abdominal, ayudándole a reducir la cintura.

Recuéstate boca arriba con la cabeza descansando en los dedos y los codos a los lados. Estira las piernas formando un ángulo de 90 grados con el torso. Contrae el abdomen, presiona el ombligo hacia la columna mientras inhalas y bajas las piernas hacia la derecha, manteniendo pies y rodillas juntas. Continúa con un círculo hacia la derecha, luego hacia abajo, hacia la izquierda (exhalando cuando sea necesario) y de regreso al punto de inicio. Haz círculos hacia la derecha durante 30 segundos e invierte la dirección.

Consejos útiles de Pilates

• Empieza con un pequeño círculo. Conforme aumentan tu fuerza y coordinación, podrás hacer círculos más grandes.
• Siente como si el torso estuviera anclado al piso.
• Mantén un control total de este movimiento en los músculos abdominales.

El Can-can

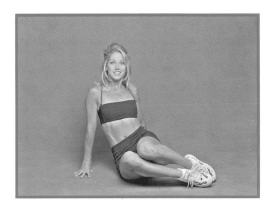

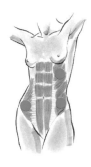

A. Siéntate con el peso sobre los huesos inferiores de la cadera, las manos en el piso detrás de ti para equilibrarte, las rodillas flexionadas y los dedos de los pies tocando el piso. Mantén tobillos y rodillas juntos mientras inhalas y baja las rodillas hacia la derecha.

Beneficios

Trabaja los músculos oblicuos, al tiempo que da masaje y libera la tensión en la región lumbar.

Consejos útiles de Pilates

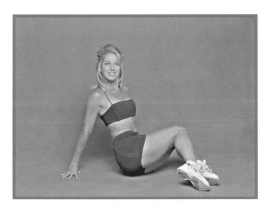

B. Exhala y jala las piernas hacia atrás. Inhala y exhala al tiempo que las bajas hacia la izquierda. Repite de un lado a otro durante un minuto.

• No permitas que las rodillas caigan a los lados. Usa el abdomen para bajarlas lentamente. Haz que funcione cada una de las partes del ejercicio.
• La clave es estabilizar el abdomen. Trabaja de adentro hacia fuera.

El Can-can

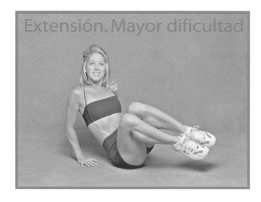

Extensión. Mayor dificultad

A. Siéntate con el peso sobre los huesos inferiores de la cadera, las manos en el piso para equilibrarte, las rodillas flexionadas y los dedos de los pies tocando el suelo. Mantén juntos tobillos y rodillas mientras inhalas y bajas las rodillas hacia la derecha.

Consejos útiles de Pilates

• Trata de no recargarte hacia atrás cuando estiras las piernas. Aprovecha la fuerza del abdomen para mantener estable el torso.
• Aprieta la cara interna de los muslos.

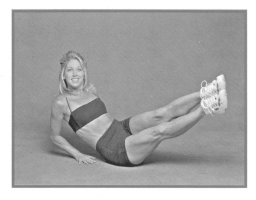

B. Presiona el ombligo hacia la columna, sube los pies y estira las piernas al mismo tiempo que exhalas. Inhala mientras doblas las rodillas, las llevas hacia la izquierda y luego exhala al extenderlas. Sigue repitiendo la secuencia.

La plancha

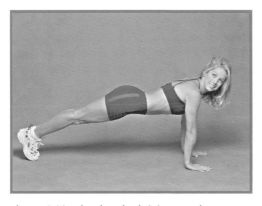

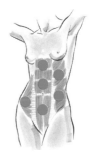

A. Colócate en la posición de plancha básica, con las manos debajo de los hombros y su peso apoyado sobre el metatarso. Contrae el abdomen hacia la columna y trata de extender el cuerpo desde la cabeza hasta los pies. Ajusta la posición de los pies, si es necesario.

Beneficios

Hace trabajar el abdomen, los laterales y la espalda.

Consejos útiles de Pilates

• Asegúrate de que la cadera quede paralela al piso. Utiliza la fuerza del abdomen para mantener el torso estable.
• Concéntrate en la región baja de los músculos abdominales.

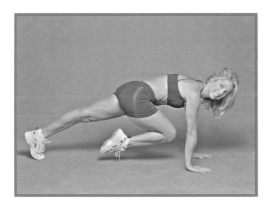

B. Con el abdomen firme, exhala y acerca lentamente la rodilla derecha hacia el hombro izquierdo.

—continúa

La plancha

—continuación

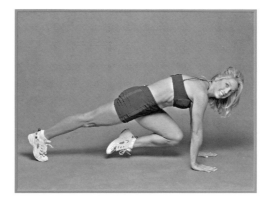

C. Inhala, regresa la pierna derecha a la posición de inicio, exhala y acerca la rodilla izquierda hacia el hombro derecho. Repite la secuencia alternando las piernas durante un minuto. Toma un descanso cuando lo necesites.

Denise-ología...

"Para evitar que el abdomen se inflame, no mastiques chicle, no tomes líquidos con popote, no ingieras demasiadas bebidas carbonatadas y come despacio."

Sostenerse bajo

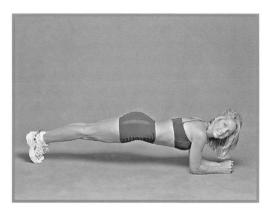

Recuéstate boca abajo. Coloca los codos sobre el piso cerca de los hombros y junta las manos, de modo que tus brazos formen un triángulo. Jala el abdomen hacia adentro y arriba, a la columna. Concentrada en los músculos abdominales, inhala, levanta el cuerpo y sostente a baja altura. Mantén esta posición mientras exhalas e inhalas tres veces. Baja, descansa y repite.

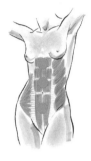

Beneficio

Este ejercicio hace trabajar toda el área abdominal, sobre todo los músculos transversales.

Consejos útiles de Pilates

• Aunque la parte superior del cuerpo debe hacer un esfuerzo para soportar el peso del resto, el abdomen debe realizar gran parte del trabajo. La concentración se centra en los músculos abdominales, pues luchan contra la gravedad.

Fortalecer los oblicuos

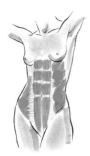

Beneficios

Mejora tu equilibrio, fortalece los brazos y hombros, estira y fortalece la cintura y la cadera. Se concentra en las "chaparreras".

Consejos útiles de Pilates

• Oblígate a mantener los huesos de la cadera al mismo nivel. Utiliza los músculos abdominales a fin de sostener el torso perpendicular al piso.
• Es un ejercicio muy avanzado; sólo debes hacerlo tres veces de cada lado.

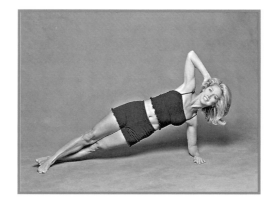

A. Siéntate con el lado derecho de la cadera sobre el piso y las piernas estiradas. Pasa el brazo derecho detrás de la cabeza. Con el antebrazo izquierdo en el piso, inhala y usa los músculos abdominales para levantarte hasta la posición que se muestra, equilibrándote sobre el borde exterior del pie izquierdo y el antebrazo izquierdo.

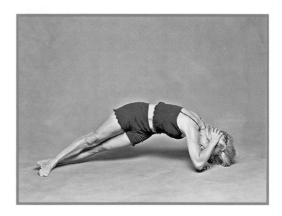

B. Exhala y baja lentamente el codo derecho hacia el piso. Usa los músculos abdominales para levantarte a la posición inicial. Repite tres veces y cambia de lado.

Abdominales con ambas piernas

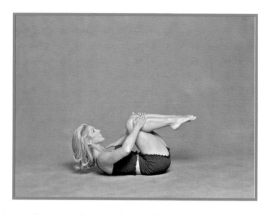

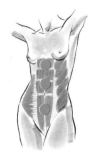

A. Recuéstate boca arriba con las rodillas hacia el pecho. Coloca las manos bajo las rodillas e inhala al mismo tiempo que usas el abdomen para levantar los hombros del piso.

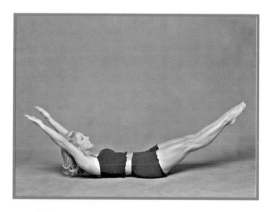

B. Exhala mientras extiendes brazos y piernas, asegurándote de contraer y mover los músculos abdominales. Estírate desde las puntas de los dedos de las manos hasta las de los pies. Mantén esta posición e inhala en tanto acercas las rodillas hacia el pecho cuando necesites descansar. Repite de tres a seis veces.

Beneficios

Este movimiento pone a trabajar los músculos abdominales y te enseña a mantener el abdomen contraído y estabilizado. Además, estira las extremidades.

Consejos útiles de Pilates

• Estira el cuerpo extendiéndote desde los dedos de las manos hasta los de los pies.
• Cerciórate de que la región lumbar permanezca en el piso.
• Pega el torso al piso.

Levantar los músculos abdominales

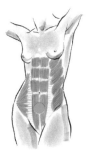

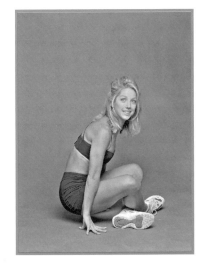

A. Siéntate en el suelo con las piernas cruzadas. Coloca las palmas sobre el piso a ambos lados de la cadera.

Beneficio

Es un magnífico movimiento para terminar porque requiere de mayor fuerza en el bajo abdomen para poder levantarse.

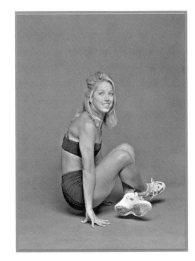

B. Contrae el abdomen y el ombligo hacia la columna mientras inhalas y apoyas el peso del cuerpo sobre las palmas. Levanta el torso, separando del piso los glúteos, la cadera, las piernas y los pies. Mantén esa posición el tiempo que puedas, exhala e inhala utilizando la respiración de percusión, si es necesario. Baja y repite tres veces.

Consejos útiles de Pilates

• Es probable que al principio no puedas levantar del piso la cadera y los pies. Sigue intentándolo, ¡tarde o temprano se elevarán!

El ejercicio favorito de Denise para fortalecer la espalda (El cisne)

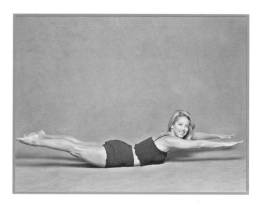

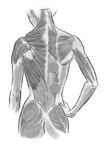

Recuéstate boca abajo, con los brazos al frente y las piernas hacia atrás. Aprieta el abdomen contra la columna de modo que presiones el hueso púbico con el piso. Inhala, estira por completo piernas y brazos hasta los dedos de pies y manos, al mismo tiempo que levantas los tobillos y hombros. Exhala e inhala con normalidad, manteniendo esta posición durante diez segundos. Relájate y repite dos veces.

Beneficios

Fortalece y estira el abdomen, fortalece toda la espalda y estira la columna vertebral.

Consejos útiles de Pilates

• Para mantener los músculos abdominales estirados y contraídos, imagina que tratas de levantar el abdomen del piso, de modo que sólo las costillas y el hueso púbico hagan contacto con el mismo.
• No arquees demasiado la espalda, piensa que la columna está extendida.

Denise-ología...

"Al reír tonificas el abdomen. Ríe fuerte y con frecuencia."

Mi rutina de diez minutos para una espalda sana

Mi rutina de diez minutos para una espalda sana

Muchas personas padecen dolores de espalda y las consecuencias pueden ser debilitantes. Por eso recomiendo esta rutina para todos, no sólo para quienes ya sufren los dolores, sino también como un programa preventivo.

La mayoría sentimos dolor de espalda en algún momento de la vida, porque regularmente pasamos sentados muchas horas al día. Aun cuando te sientes en una postura perfecta, la naturaleza de la posición acorta los músculos que conectan la parte superior de las piernas con la cadera. Esto hace que la pelvis se mueva hacia delante, lo que a su vez provoca que la espalda no esté alineada. El embarazo puede hacer que la pelvis se jale hacia adelante todavía más, razón por la cual muchas mujeres embarazadas padecen dolores de espalda.

Esta mala alineación acerca aún más cada una de las vértebras, articulaciones y discos que forman la columna vertebral, generando menos espacio y, en ocasiones, creando fricción. Asimismo, presiona los músculos de la espalda y debilita los del abdomen. Esto, por sí mismo, causa dolor. Además, como los músculos del abdomen y la espalda actúan como pilares que soportan la columna vertebral, si están débiles y tensos la columna pierde su alineación.

La siguiente rutina revierte este proceso. Ayuda a que tengas la seguridad de que cuando trates de alcanzar algo o recoger un objeto del piso, no te dolerá la espalda. Estos ejercicios te moverán lentamente y de manera efectiva en todas direcciones (hacia delante, hacia atrás, a los lados y en un movimiento giratorio) manteniéndote flexible y saludable y creando más espacio entre discos, articulaciones y huesos en la columna. También aumentan la fuerza de los músculos extensores de la espalda que soportan la columna, así como de los abdominales, ayudándote a pararte con una mejor postura. Los músculos abdominales firmes te ayudan a reducir la presión de los músculos en la región lumbar. También ayudan a tener la pelvis en la posición correcta.

Como estos ejercicios hacen trabajar los músculos de la espalda y abdominales en conjunto, es una magnífica rutina para después del embarazo ya que te ayuda a recuperar la tonicidad muscular que perdiste cuando el bebé estiró tu abdomen. Empezarás a notar avances después de tres semanas.

He sugerido esta rutina a muchos familiares y amigos que se quejaban de dolor de espalda. Cada uno de ellos la adoptó y se olvidó del dolor. Sin embargo, si te diagnosticaron algún problema en la espalda (incluidos degeneración de los discos, estenosis de la columna y hernias de discos), por favor consulta a tu médico antes de probar este programa.

Haz cada ejercicio en secuencia durante un minuto. Si requiere que lo repitas del otro lado del cuerpo, realízalo durante 30 segundos de cada lado. Para la mayoría de las personas esto significa de diez a veinte repeticiones.

Relajar cuello, hombros y espalda

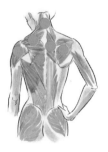

Beneficios

Como su nombre sugiere, este movimiento libera la tensión de cuello, hombros y espalda, preparándote para el resto de la rutina. Además, alivia al instante la tensión en el cuello.

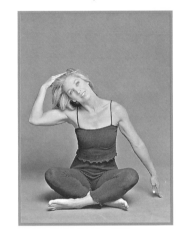

A. Siéntate cómodamente con las piernas cruzadas. Apoya el peso del cuerpo sobre los huesos inferiores de la cadera, comprime el abdomen y estírate hasta la cabeza, como si te jalaran con una cuerda. Coloca la mano izquierda sobre el piso. Exhala y baja la oreja derecha hacia el hombro. Usa los dedos de la mano derecha para estirar más el cuello. Mantén la posición durante 20 segundos y respira profundo.

B. Inhala y gira la cabeza al frente de modo que la barbilla se encuentre cerca de la parte superior del pecho. Usa los dedos de ambas manos para estirar más la parte posterior del cuello y los hombros. Sostén la posición durante 20 segundos y respira profundo.

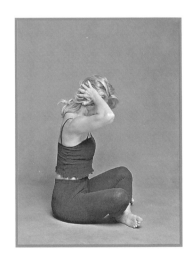

C. Exhala y flexiona la cabeza hacia la izquierda. Coloca la mano derecha en el piso. Usa los dedos de la mano izquierda para estirar más ese lado del cuello. Sostén la posición durante 20 segundos y respira profundo.

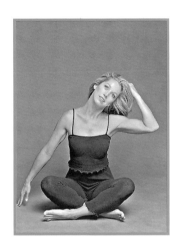

• Cuando uses los dedos para estirarte más, no jales la cabeza. Sólo coloca los dedos sobre ésta y permite que la gravedad la jale ligeramente.
• Retrae los hombros. Mantenlos abajo y hacia atrás, no los encojas.
• Estira el cuello.

Denise-ología...

"Eres tan joven como tu columna vertebral."

Fortalecer el bajo abdomen con toalla

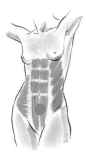

Beneficio

Está dirigido a los músculos abdominales inferiores, el punto exacto que se debilita con el embarazo.

Consejos útiles de Pilates

• Mientras realizas el movimiento, aprieta la toalla con las piernas. Esto te ayudará a ejercitar más los músculos abdominales, ya que la cara interna de los muslos está conectada con el bajo abdomen.

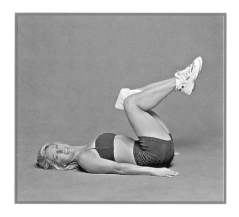

A. Recuéstate boca arriba, las manos a los lados y una toalla entre las rodillas flexionadas. Estira el cuerpo desde la cabeza hasta el coxis.

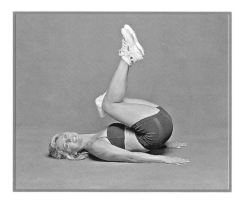

B. Contrae el abdomen hacia la columna al mismo tiempo que exhalas y levantas los huesos de la cadera hasta las costillas. Inhala mientras bajas. Repite.

Fortalecer los oblicuos con toalla

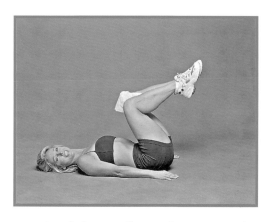

A. Recuéstate en el suelo boca arriba, con las manos en los lados y una toalla entre las rodillas flexionadas. Estira el cuerpo desde la cabeza hasta el cóxis.

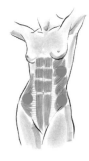

Beneficio

Hace trabajar los músculos oblicuos, que ayudan a los de la espalda a soportar el peso del tronco y la columna.

Consejos útiles de Pilates

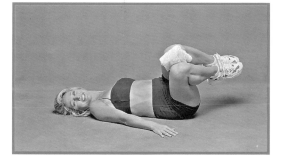

B. Contrae los músculos abdominales y el ombligo hacia la columna, en tanto inhalas y bajas las rodillas ligeramente hacia la derecha.

• Los músculos abdominales deben permanecer firmes y contraídos.
• Aprieta la toalla con las rodillas mientras bajas hacia cada lado.

—continúa

Fortalecer los oblicuos con toalla

—continuación

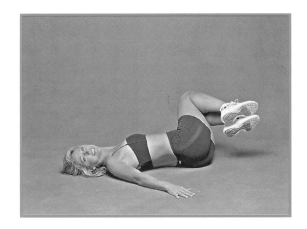

C. Exhala y utiliza los músculos abdominales para levantar las rodillas al centro, luego inhala mientras las bajas hacia la izquierda. Repite la secuencia de manera lenta y suave.

El puente con toalla

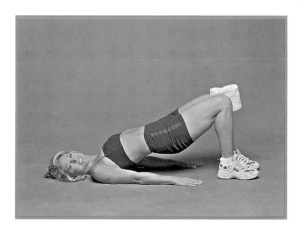

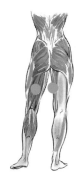

Recuéstate boca arriba con las rodillas flexionadas y los pies planos en el piso. Coloca los brazos a los lados, con las palmas hacia abajo y a la altura de la cadera. Aprieta una toalla con las rodillas. Respira profundo. Exhala mientras contraes los músculos del abdomen y levantas la cadera, usando los abdominales (no los glúteos ni la espalda) para levantar el torso. Puedes usar las manos para equilibrarte, mas no para empujarte. Mantén la posición durante diez segundos. Relájate y repite dos veces.

Beneficios

Este movimiento te enseña a usar los músculos abdominales para proteger la espalda cuando la arqueas. También estira los flexores de la cadera, fortalece los músculos posteriores de los muslos y tonifica la cara interna de éstos.

Consejos útiles de Pilates

• Trata de mantener la toalla apretada con las rodillas de modo que trabajen los músculos pélvicos y de la cara interna de los muslos.
• Procura estirar el cuello y relajar los músculos de la cara.

Abdominales perfectos

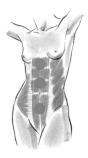

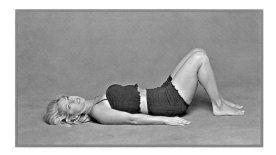

A. Recuéstate boca arriba con las rodillas flexionadas y los pies planos en el piso. Extiende los brazos de modo que las manos queden a cada lado de los glúteos.

Beneficios

Este movimiento fortalece las regiones superior e inferior del abdomen, al tiempo que aumenta la flexibilidad entre cada vértebra de la columna.

Consejos útiles de Pilates

• Relaja los músculos del cuello y enfoca la vista en las rodillas mientras te levantas.
• Ahueca el abdomen.
• Trata de tocar las rodillas con los dedos de las manos.

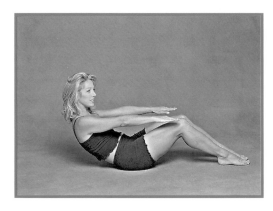

B. Exhala al mismo tiempo que contraes los músculos abdominales y juntas los muslos para levantar los hombros y acercar las costillas a la cadera. Levántate hasta que los omóplatos se separen del piso. Inhala en tanto bajas los hombros poco a poco. Repite.

Estirarte como un gato

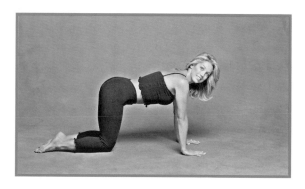

A. Colócate en el piso con las manos debajo de los hombros y las rodillas abajo de la cadera. Contrae el ombligo hacia la columna.

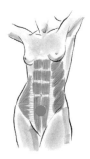

Beneficios

Esta posición estira la espalda y fortalece los músculos abdominales. Es uno de los mejores ejercicios para todo el torso, pecho y espalda.

Consejos útiles de Pilates

• Éste es un magnífico estiramiento para ser lo primero que hagas por las mañanas, incluso a diario, si puedes.
• Mantén firme el abdomen mientras arqueas la espalda.

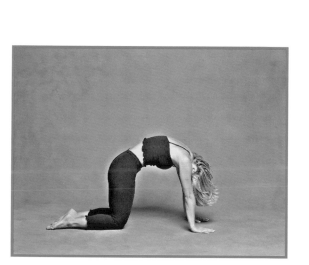

B. Exhala mientras contraes el abdomen hacia arriba acercándolo aun más a la columna, jala hacia abajo los huesos de la cadera y forma una "C". Aprieta el abdomen.

—continúa

Estirarte como un gato
—continuación

Denise-ología...

"Fortalecemos los músculos más pequeños y débiles del cuerpo, tal como lo haríamos en una terapia física. Rehabilitamos nuestro cuerpo de pies a cabeza."

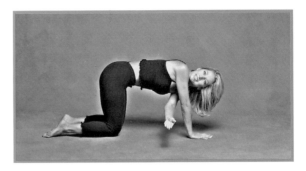

C. Regresa la columna a la posición recta. Inhala al mismo tiempo que pasas el brazo izquierdo extendido debajo de tu cuerpo hacia la derecha, sintiendo un estiramiento a lo largo del lado izquierdo de la espalda. Regresa la mano izquierda al piso y hazlo con el brazo derecho. Repite la secuencia.

Fortalecer la región lumbar

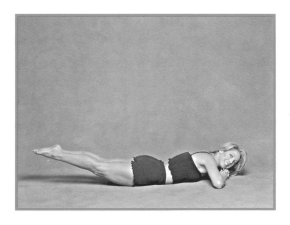

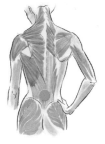

Recuéstate boca abajo, cruza los brazos frente a ti y descansa la cabeza sobre ellos. Contrae el abdomen hacia la columna presionando el hueso púbico contra el suelo. Estira las piernas hasta los dedos de los pies mientras inhalas y levantas los talones. Mantén la posición de tres a seis segundos, baja y repite dos veces más.

Denise-ología...

"Volvemos a despertar miles de células musculares, aumentamos nuestra energía y vitalidad, y lo mejor de todo es que mejoramos nuestro ánimo."

Beneficios

Este movimiento fortalece y estira el abdomen y la región lumbar.

Consejos útiles de Pilates

• Si sientes alguna punzada en la región lumbar, los músculos abdominales no están firmes ni contraídos hacia la espalda.
• No levante las piernas demasiado alto; mantén la columna estirada.

Fortalecer las regiones dorsal y cervical

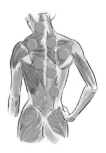

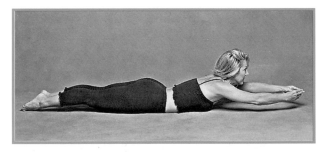

A. Recuéstate boca abajo con las piernas estiradas hacia atrás y los brazos hacia el frente. Levanta el abdomen hacia la columna y aprieta ligeramente los glúteos. Estírate desde la punta de los dedos de las manos hasta las de los pies. Inhala y levanta los hombros.

Beneficio

Este movimiento fortalece los músculos dorsales y cervicales.

Consejos útiles de Pilates

• Para levantar más la parte superior del torso, estira las manos hacia atrás en dirección a los pies, manteniendo firmes los músculos abdominales en todo momento.

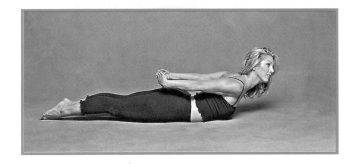

B. Mantén los hombros en posición mientras llevas los brazos hacia atrás, tocando las puntas de los dedos. Conserva la posición durante un segundo. Relájate y repite dos veces.

Secuencia para estirar espalda y músculos posteriores del muslo

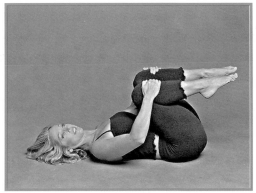

A. Recuéstate boca arriba con las rodillas hacia el pecho y las manos justo bajo ellas. Presiona el abdomen contra la columna.

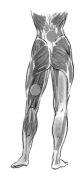

Beneficios

Relaja la espalda, estirando la columna en dirección opuesta al ejercicio para fortalecer las partes baja y media de la espalda. También estira las corvas.

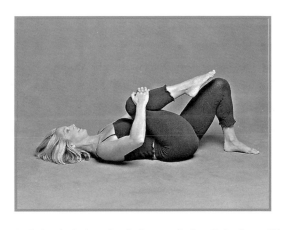

B. Baja el pie izquierdo hasta el piso. Sube la rodilla derecha hacia el pecho, sintiendo un estiramiento en la parte posterior de la pierna derecha y los glúteos.

Consejos útiles de Pilates

• Estira el cuello y descansa los músculos de la cara.
• Relájate en este estiramiento y aumenta el alcance del movimiento.

—continúa

Secuencia para estirar espalda y músculos posteriores del muslo

—continuación

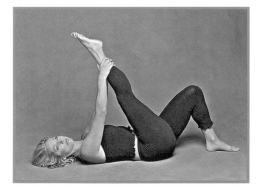

C. Estira la pierna derecha y coloca las manos sobre la pantorrilla para aumentar ligeramente el estiramiento. Respira profundo.

Consejos Útiles de Pilates

• Estira la pierna durante el final del estiramiento, sólo si puedes evitar que se arquee la región lumbar.

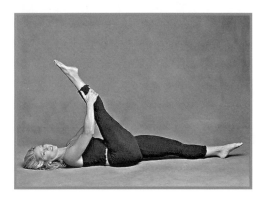

D. Si puedes, estira la pierna izquierda en el piso. Espera de 20 a 30 a segundos y repite la secuencia con el otro lado.

Rotación de columna y tronco

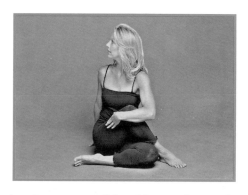

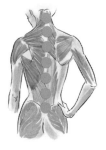

A. Siéntate con las piernas extendidas al frente. Flexiona la rodilla izquierda y jala el tobillo hacia el glúteo derecho. Flexiona la rodilla derecha y coloca el pie atrás de la rodilla izquierda. Siéntate erguida y contrae los musculos abdominales al tiempo que inhalas y giras a la derecha. Usa la mano izquierda, para jalar ligeramente el muslo. Sostén 20 segundos y respira profundo. Repite con la pierna izquierda arriba.

Beneficios

Ayuda a mantener los músculos de la espalda ligeramente elásticos, e incrementa la flexibilidad de las vértebras.

Consejos útiles de Pilates

• Conforme giras, estírate, alargando el cuerpo lo más posible.
• Procura conservar los glúteos en el piso.
• Usa la mano derecha para aplicar presión hacia el piso y mantener el cuerpo erguido, sin recargarte hacia atrás.

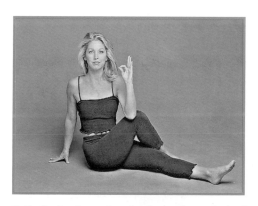

B. Estira la pierna izquierda y coloca el pie derecho hacia la parte exterior de la rodilla izquierda. Apoya el codo izquierdo sobre el muslo derecho y gira a la derecha. Sostén la postura 20 segundos, en tanto respiras profundo. Repite hacia el otro lado.

Mi rutina de cinco minutos con la pelota de equilibrio

E sta rutina está diseñada para quienes dicen, "me gustaría estar en forma, pero no tengo tiempo". Pues bien, si no dispones de diez minutos, ¿qué tal de cinco? Lo puedes hacer mientras cocinas la cena, cuando esperas en el teléfono (usando el altavoz) o cuando te ruedas de la cama para levantarte.

En esta rutina se utiliza una pelota de ejercicios grande, a veces conocida como pelota de resistencia o pelota de estabilidad. Estas pelotas te obligan a usar todo el cuerpo y los músculos abdominales centrales para mantener el equilibrio sobre ella. Es un ejercicio increíblemente eficiente, además de divertido. Y a diferencia de un banco de pesas, la pelota puede duplicar su función al ser una actividad divertida para tus hijos. A mis hijas les encanta estirarse y balancearse en ella.

Como debes utilizar el equilibrio para mantenerte sobre la pelota, tal vez al principio sientas extraños algunos de los siguientes movimientos. Continúa haciéndolos, ¡pronto aprenderás a hacerlos!

Haz cada ejercicio al menos durante un minuto. Si tienes que repetir los movimientos del otro lado de tu cuerpo, entonces haz 30 segundos de cada lado.

La lagartija

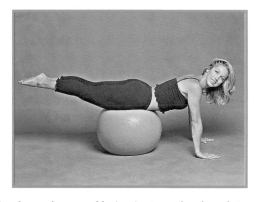

A. Con los muslos, las caderas, y el bajo vientre sobre la pelota y las manos en el piso abajo de los hombros, estira tus piernas hacia atrás.

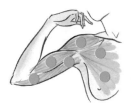

Beneficios

Este ejercicio tiene como objetivo el pecho, los brazos, los hombros, además de los músculos abdominales, los glúteos y la espalda para el equilibrio.

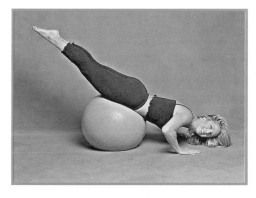

B. Mantén los músculos abdominales y el ombligo hacia la columna en tanto inhalas, luego flexiona los codos, baja el pecho hacia el piso y eleva las piernas. Durante el movimiento, el cuerpo debe formar una línea recta. Exhala y aplica presión sobre las palmas para levantarte hacia la posición inicial. Repite.

Consejos útiles de Pilates

• Para evitar que se arquee la espalda, contrae el ombligo hacia la columna.
• Para dar una mayor firmeza al pecho, aleja un poco más las manos, aunque siempre en línea con los hombros.

Reafirmar los glúteos

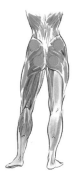

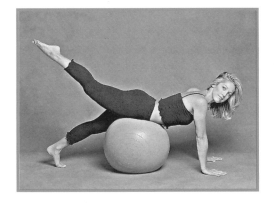

Beneficio

Este ejercicio tiene como objetivo el área inferior de los glúteos que sobresale del traje de baño.

Con el vientre, las caderas y los muslos todavía sobre la pelota, las manos sobre el piso abajo de los hombros y la parte interior de los pies en el piso, jala el abdomen hacia la columna al mismo tiempo que inhalas y estiras hacia arriba la pierna derecha, sintiendo el movimiento en la parte inferior del glúteo derecho. Baja en tanto exhalas. Repite durante 30 segundos, luego cambia de piernas.

Consejos útiles de Pilates

• Aunque se arquee un poco la región lumbar durante este movimiento, procura mantenerla recta contrayendo los músculos abdominales. Recuerda el corsé. ¡Súbele el cierre!
• Aprieta los glúteos.

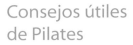

Denise-ología...

"No desperdicies el tiempo, ya que jamás puedes recuperarlo. La vida es preciosa."

Adelgazar la cara externa de los muslos y la cadera

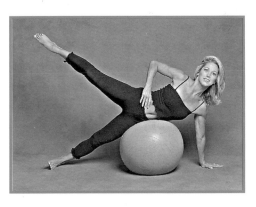

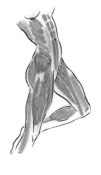

Ajusta el cuerpo sobre la pelota, en la parte externa de cintura, cadera y costillas izquierdas. Coloca la mano izquierda en el piso abajo del hombro. Estira la pierna izquierda y mantén el equilibrio sobre el costado externo del pie izquierdo. Coloca la mano derecha sobre la cadera. Moviéndote a partir de las caderas, inhala y levanta la pierna estirada y luego exhala en tanto la bajas. Repite durante 30 segundos, luego cambia de lado.

Beneficios

Tiene como objetivo el área externa del muslo propensa a las "chaparreras".

Denise-ología...

"Con Pilates te sentirás con mucho vigor, aunque relajado."

Consejos útiles de Pilates

• Procura mantener las caderas alineadas. No permitas que la que se encuentra arriba se incline hacia adelante.
• Abre el pecho.

Reafirmar la cara interna del muslo

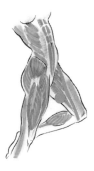

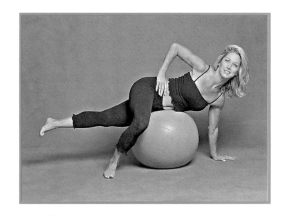

Con el torso izquierdo externo sobre la pelota, flexiona la pierna derecha y coloca el pie sobre el piso, cerca de la pelota. Estira la pierna izquierda, inhala y levántala, sintiendo el movimiento en la parte interna del muslo izquierdo. Exhala conforme la bajas. Repite durante 30 segundos, luego cambia de pierna.

Beneficio

Dar firmeza a la cara interna de los muslos, evitando que rocen o se sacudan al caminar.

Consejos útiles de Pilates

• Para evitar la tendencia a inclinarse hacia adelante durante este movimiento, coloca la mano de arriba sobre la cadera.
• Mantén los músculos abdominales firmes y el vientre contraído.

Tonificar los músculos abdominales y el torso

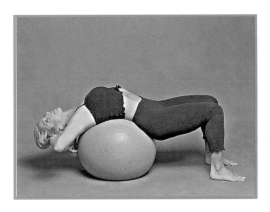

A. Recuéstate sobre la parte media y baja de la espalda, con los glúteos sobre la pelota, las rodillas flexionadas y los pies en el piso. Coloca las manos detrás de la cabeza para apoyarte, con los codos hacia los lados. Presiona el ombligo hacia la columna en tanto bajas hacia atrás la cabeza y los hombros. Siente un estiramiento profundo desde la pelvis hasta el cuello.

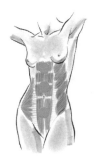

Beneficio

Fortalece y estira toda el área abdominal.

Consejos útiles de Pilates

• Respira profundo.

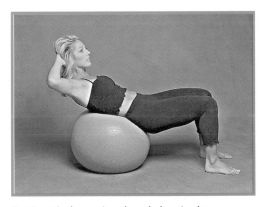

B. Mantén los músculos abdominales contraídos al mismo tiempo que exhalas y acercas las costillas a la cadera, ahuecando el vientre en forma de "C". Baja en tanto inhalas. Repite.

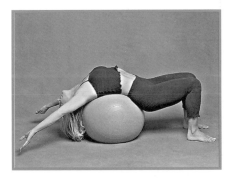

C. Termina estirando el frente del torso con los brazos extendidos sobre tu cabeza y las yemas cerca del piso. Sí, se siente delicioso.

Part
cu

e
atro

Tu entrenamiento
corporal integral de
tres semanas

Un plan progresivo para un acondicionamiento mental y corporal integral

Te sorprenderá lo que puedes lograr en sólo 21 días. Puedes medir 2.5 centímetros más de pie o reducir 2.5 centímetros de cintura y muslos. Te sentirás con una mayor concentración, energía, coordinación, equilibrio, confianza, ligereza, flexibilidad y elasticidad. Empezarán a disminuir tus dolores y achaques. Desaparecerá el estrés. En tan sólo 21 días, crearás un nuevo yo. Redefinirás por completo tu mente y cuerpo.

Este plan de tres semanas funciona al combinar lo mejor del método Pilates con un plan alimentario nutritivo y práctico; una rutina cardiovascular para quemar grasas, y mis ejercicios de pensamiento positivo. En conjunto, estos cuatro elementos trabajan de manera sinérgica no sólo para ayudarte a dar forma a tu cuerpo, sino para que te sientas bien de por vida. De modo que, a fin de lograr el mayor éxito, deberás seguir los cuatro elementos. Empieza despacio y avanza poco a poco. ¡Cualquiera lo puede hacer!

Mi plan alimentario. Como parte indispensable de tu reestructuración, las sugerencias, estrategias y menús de mi plan te ayudarán a que ingieras la cantidad adecuada de calorías para bajar de peso sin volver a subir. Al sugerirte sustituciones mínimas para desayuno, comida, cena y bocadillos, el plan de reestructuración te enseñará a enfocarte en alimentos más saludables, lo que aumentará tu energía y te ayudará a esperar con gusto tus ejercicios de Pilates y cardiovasculares. Asimismo, estos alimentos harán que luzcas mejor, dando a tu piel, rostro y cabello un brillo saludable. Si sigues las sugerencias, te mantendrás sana y vital de adentro hacia afuera durante años.

Pilates progresivo. Tres sesiones de quince minutos de Pilates a la semana harán que los músculos estén más largos y delgados; mejorarán tu postura; y estarás mentalmente relajada. Los ejercicios de esta sección aumentan poco a poco en dificultad, empezando en un nivel que cualquiera puede realizar, para después avanzar al nivel intermedio. En cada sesión, harás trabajar todo el cuerpo, brindándote un método de acondicionamiento integral, de pies a cabeza.

Mi programa cardiovascular. Pilates lleva a cabo un excelente trabajo en el fortalecimiento y estiramiento de todos los músculos del cuerpo. Sin embargo, para tener una salud óptima y quemar grasas, debes conjuntarlos con algún tipo de actividad cardiovascular (aeróbico) que incremente tu ritmo cardiaco. Mi programa requiere de tres a cuatro sesiones de 20 a 30 minutos a la semana. Puedes elegir la caminata, el ejercicio cardiovascular en casa o una variedad de otras opciones. Cualquier combinación de actividades que realices te ayudará a quemar calorías adicionales, controlar tu apetito y combatir las enfermedades relacionadas con la edad, como las afecciones cardiacas.

Mi programa de pensamiento positivo. Me gusta que cada día sea mi mejor día. Creo en ser optimista; realmente me ayuda a deshacerme del estrés innecesario. También me ayuda a evitar emociones negativas que puedan consumir demasiado tiempo y energía. El pensamiento positivo hará más que ayudarte a disfrutar la vida al máximo; te ayudará a transmitir entusiasmo a todos los que te rodean. ¡Una buena actitud es contagiosa!

Lo único que necesitas es un plan progresivo

Cuando combines Pilates con una buena nutrición, ejercicio cardiovascular para quemar grasas y hábitos de pensamiento positivo, el cuerpo, la mente y tu vida en general sufrirán una sorprendente transformación, ayudándote a ser lo más feliz y sano que puedas.

El entrenamiento integral de tres semanas es perfecto para quien necesita un programa de acción detallado para bajar de peso. A veces necesitamos ayuda para alcanzar nuestras metas. Este plan proporciona instrucciones paso a paso. Observarás los resultados en sólo tres semanas.

Dura tres semanas porque ése es el tiempo requerido para que veas cambios notables en tu cuerpo. Asimismo, investigaciones revelan que un hábito tarda 21 días en formarse. De modo que, aun cuando tal vez necesites un programa para motivarte durante las primeras tres semanas, gravitarás en forma natural hacia estos ejercicio luego de terminar el programa.

Esta reestructuración requiere de un compromiso de tu parte. ¿Te puedes comprometer a observar de cerca y honestamente tus hábitos alimentarios y realizar algunos cambios? ¿Te puedes comprometer a tres sesiones de Pilates de 15 minutos a la semana, además de cuatro sesiones de 20 a 30 minutos de ejercicio cardiovascular?

Si tu respuesta a ambas preguntas es afirmativa, entonces éste es el plan adecuado para ti. Recuerda que vale la pena aventurarse en este plan porque tú lo vales. ¡Sí puedes!

Después de tres semanas

Al terminar el entrenamiento integral de tres semanas, estarás en forma para cualquiera de las rutinas de este libro, incluyendo El programa integral de Pilates en la parte dos. Elige las rutinas que más te gusten. Por ejemplo, podrías hacer una de las de la tercera semana de este programa, y en una sesión subsecuente El programa integral de Pilates de la parte dos. La variedad de los ejercicios evitará que te aburras con las rutinas. A mí me encanta cambiar mis rutinas de Pilates. Me permite enfocarme en diferentes músculos durante cada ejercicio, lo cual hace que cada sesión sea aun más efectiva.

La rutina que elijas no es tan importante como llevarla a cabo al menos tres veces a la semana. Sigue con tus ejercicios cardiovasculares de tres a cuatro veces a la semana y con tus nuevos hábitos alimentarios. Éste es sólo el principio de un programa de mantenimiento corporal completo que puedes utilizar el resto de tu vida. ¡Es exactamente el mismo plan que yo utilizo para estar en forma y sana!

Denise-ología...

"Tú marcarás la diferencia y te sentirás bien contigo gracias a tus esfuerzos."

Mi plan alimentario

Mi plan alimentario

Ningún tratamiento de salud estaría completo sin un plan alimentario, y mi plan de cambio corporal integral en tres semanas no es la excepción. Seguir mis menús de muestra, lineamientos de calorías y consejos alimentarios te dará más energía para tus rutinas de Pilates y ayudará a controlar tu peso; a la vez te protegerá contra las enfermedades, manteniéndote saludable y vital en las siguientes décadas.

Como beneficio adicional, alimentarse con la dieta correcta hará que tu piel se vea radiante.

Ten por seguro que acondicionar tu dieta no significará dejar de comer tus alimentos favoritos y vivir a base de apio y tortas de arroz. Tampoco tendrás que buscar alimentos no conocidos o difíciles de encontrar o pasar horas en la cocina (a menos que así lo desees). Y no pasarás hambre. La gente a menudo me dice que no concibe cómo puedo comer tanto y mantenerme delgada. Aquí aprenderás mis secretos alimentarios.

¿Por dónde empezar?

Antes de imaginarte qué debes cambiar, debes revisar lo que comes ahora. Piensa en las comidas y los bocadillos que comes y sirves a tu familia durante cualquier semana. ¿Cómo se ve tu menú?

Tal vez como resultado de nuestro acelerado estilo de vida muchos de nosotros comemos macarrones con queso, pizza congelada, hamburguesas, espagueti y albóndigas en lata y otros alimentos que se pueden calentar con rapidez, haciendo que sean muy cómodos. O comemos tentempiés directamente de la caja o consumimos botanas todo el día. Por otro lado, estos alimentos y refrigerios tienden a tener alto contenido de grasas, almidón y calorías, y a menudo carecen de fibra, vitaminas, minerales y otros nutrientes que necesitas para estar en forma óptima.

Desarrollé mi plan alimenticio con la doctora Leslie Bonci, una nutrióloga con quien he trabajado por años. Sin sacrificar la comodidad, mis planes, consejos y estrategias de menú te ayudarán a acondicionar tu dieta en tres formas fundamentales: sustituyendo los alimentos bajos en fibras por alimentos con alto contenido de ellas, cambiando de las grasas nocivas a las grasas saludables y controlando las calorías. ¡Así de sencillo!

Más fibra, por favor

La cáscara, las semillas, la piel y otras partes estructurales de las frutas, verduras, frijoles, chícharos, lentejas, nueces y semillas son carbohidratos que pasan a través de nuestro conducto gastrointestinal sin digerirse. El maíz y los granos como trigo, arroz, avena y cebada también tienen un alto contenido de fibras, siempre que no se hayan retirado los pellejos en el curso de su procesamiento en pan, galletas, pasta o cereales.

La fibra puede pasar por tu sistema sin digerirse, pero no es inútil. La fibra mueve cualquier cosa que comes a través de tus intestinos, manteniendo una función intestinal regular y conservándote bien. Pero la fibra también evita que tu cuerpo absorba algunas de las grasas y calorías de los alimentos. De hecho, cada gramo de fibra que comes cancela nueve calorías de tu consumo calórico. Mi plan alimenticio proporciona 30 gramos de fibra al día. Eso nos da 270 calorías que consumes pero que no absorbes.

La fibra también llena, lo que te permitirá consumir menos comida y sentirte satisfecho.

Cambia a las grasas saludables

Cada gramo de grasas que ingieres ya sea de una fuente animal (como carne, leche, huevos o mantequilla) o una fuente vegetal (como aceite de oliva, cacahuates o aguacates), contiene nueve calorías, punto.

Mi plan alimenticio hace hincapié en las fuentes vegetales de grasas en lugar de las fuentes animales. Las grasas derivadas de fuentes animales tienen alto contenido de grasas saturadas y las pruebas sugieren que aumentan el riesgo de enfermedades cardiacas y cáncer. (Algunas fuentes de grasa vegetal, en específico el aceite de coco y el aceite de palma, también tienen un alto contenido de grasa saturada.) Hay pruebas similares para lo que los científicos denominan ácidos transgrasos, que son las grasas vegetales modificadas que se encuentran en muchas margarinas, manteca para mezclar la masa, galletas, frituras y otros alimentos que contienen aceite vegetal parcialmente hidrogenado, el cual ha sido alterado para permanecer en estado sólido a temperatura ambiente. Por eso no como ningún alimento que diga "aceite parcialmente hidrogenado" en la etiqueta. Y naturalmente limito mi consumo de grasas animales.

La excepción es el pescado: los ácidos grasos Omega 3, que se encuentran en peces de aguas profundas como el atún y el salmón, disminuyen el riesgo de todo tipo de enfermedades, desde afecciones cardiacas hasta artritis. El aceite de linaza también contiene ácidos grasos Omega 3.

También consumo aceites vegetales y de nuez en su forma natural: aceite de canola, aceite de nuez y otros vegetales. En comparación con las grasas animales, tienen relativamente pocas grasas saturadas y un alto contenido de grasa monoinsaturada, la cual se asocia con la salud del corazón.

Mi plan alimenticio está cuidadosamente diseñado para derivar 25 por ciento de sus calorías de las grasas, enfocándonos en los tipos más saludables.

Controla las calorías sin esfuerzo

No importa cómo lo veas, el control de peso se reduce a una simple ecuación: calorías consumidas sobre calorías quemadas. Si por lo regular consumes más calorías de las que quemas, subirás de peso. Si normalmente quemas más calorías al día de las que comes (por el trabajo, el juego y el ejercicio), bajarás de peso. Si equilibras las calorías que consumes con las calorías que quemas todos los días, mantendrás tu peso. He mantenido mi peso de alrededor de 55 kilogramos la mayor parte de mi vida adulta, excepto cuando estaba embarazada (subí quince kilogramos con cada bebé).

En lo personal, consumo 2 000 calorías cada día, pero soy muy activa. Mi plan alimenticio ofrece menús de muestra para tres niveles de calorías, dirigidos a niveles de actividad individuales y objetivos de peso.

El plan de 1 350 calorías. Es perfecto para las mujeres que quieren bajar de peso, en especial para las que tienen trabajos de oficina o empleos sedentarios y que hacen un mínimo de ejercicio (tres días por semana) en el plan de entrenamiento corporal integral en tres semanas. No caigas en la tentación de reducir más las calorías porque tu metabolismo automáticamente será más lento conforme tu cuerpo trata de conservar energía y calorías.

Una vez que hagas de 20 a 30 minutos de ejercicio cardiovascular cuatro veces por semana, como sugiero en mi programa, podrías pasar al plan de 1 600 calorías. Algunas personas que acaban de empezar a hacer los ejercicios y que cargan mucho peso podrían necesitar un poco más de tres semanas para hacer todos los ejercicios recomendados.

El plan de 1 600 calorías. Está diseñado para mujeres y hombres que hacen algún ejercicio, como caminar, *jogging* o algún otro tipo de ejercicio cardiovascular cuatro días a la semana como parte del plan de entrenamiento y que también quieren bajar de peso. También es un fabuloso plan para mantenerse en un peso.

El plan de 2 200 calorías. Es para hombres y mujeres muy activos (como empleados de la construcción y meseros) o que están firmemente comprometidos a hacer ejercicio con regularidad, pasando hasta una hora o más haciendo algún tipo de ejercicio cardiovascular cuatro o más días por semana.

Los tres planes de calorías están diseñados para ayudarte a bajar un kilogramo por semana. La investigación ha demostrado que bajar de peso con rapidez (más de un kilogramo por semana) tiende a reducir el músculo en lugar de la grasa. Es tentador bajar de peso con rapidez, pero hace que tu metabolismo sea más lento, haciendo que tus esfuerzos por bajar de peso no sirvan. Bajar de peso en forma gradual (un kilogramo por semana o menos) requiere paciencia, pero es una manera inteligente de hacerlo. Bajar de peso con lentitud tiende a reducir exclusivamente la grasa. Y será más fácil que no recuperes el peso perdido en un periodo prolongado y no bajes y recuperes los mismos dos, cinco o diez kilogramos (o más) una y otra vez. Con aproximadamente un kilogramo por semana puedes esperar bajar tres kilogramos en el plan de entrenamiento corporal integral en tres semanas. Para bajar más de peso, sigue la semana tres del plan hasta que llegues al peso que deseas y luego, por supuesto, síguelo de por vida (y por una buena salud).

Selecciona tu plan de calorías

El siguiente cuadro indica el número de porciones que se deben consumir en el plan de entrenamiento corporal integral en tres semanas dependiendo del nivel de calorías apropiado para ti.

Categoría de alimento	1 350 Calorías	1 600 Calorías	2 200 Calorías
Frutas	2	3	4
Verduras	3	4	5
Granos enteros	6	6	9
Almidón	1	2	3
Proteínas	2	2	2
Lácteos	2	2	2
Grasas	4	6	8
Agua	8	8	8

Denise-ología...

"Claro que me gusta abusar de la comida de vez en cuando. Pero me siento mucho mejor cuando como sanamente."

Identifica tu comida

Los tres planes de calorías anteriores y los menús que siguen se enfocan en alimentos de las siete categorías (frutas, verduras, granos integrales, almidones, proteínas, lácteos y grasas) además de agua. He encontrado que clasificar los alimentos en estas categorías me ayuda a visualizar mis objetivos de nutrición para el día. En vez de contar cada caloría que me llevo a la boca, simplemente debo tener una tabla mental de cuántas porciones de fruta o lácteos o proteínas he consumido en un día. (Consumo entre 1 600 y 2 200 calorías.) Esta tabla mental evita consumir en exceso alimentos no saludables y ayuda a comer alimentos saludables. Puedes llevar el registro de tus totales diarios en el diario del entrenamiento personal en tres semanas al final de esta sección.

En mi plan alimentario, las frutas, verduras y granos integrales ocuparán más de la mitad de tu nueva dieta y por una buena razón.

Frutas y verduras

Las frutas y verduras por naturaleza tienen un bajo contenido de calorías y te permiten comer más y perder peso. Consumir cinco o más porciones de frutas o verduras al día es parte de mi secreto para permanecer delgada. Siempre procuro comer cinco.

Las frutas y verduras son las fuentes de energía de la nutrición. La investigación ha encontrado que los pigmentos que dan color a las frutas y verduras oscuras (por ejemplo, el licopeno hace que los jitomates sean rojos) proporcionan beneficios que superan a los de las vitaminas y minerales. Los estudios muestran que las sustancias llamadas fitoquímicas de los pigmentos de estas plantas ayudan a evitar enfermedades cardiacas y el cáncer.

Empieza con el desayuno y sigue. Para mí, la mañana es la hora más fácil para comer una o dos porciones de frutas y verduras. Por ejemplo, en ocasiones mezclo moras o frutas rebanadas en mi cereal o en yogur simple sin grasas. Si me preparo un omelet, me aseguro de agregar por lo menos tres tipos diferentes de verduras a los huevos de modo que estén repletos de cebolla, jitomate y hongos. A media mañana, por lo general, sigo con un refrigerio como un plátano, una manzana, una naranja, media toronja o moras.

En la comida consumo más verduras, comiendo una ensalada de espinaca o un sándwich de espinaca, jitomate y pavo o una sopa de verduras. (Puesto que toma tiempo comer la sopa, ayuda a comer más lento, evitando que comamos en exceso.) En la cena procuro comer dos verduras más, como brócoli o espárragos cocidos.

Forma un arco iris en tu plato. Al seleccionar verduras para sopas, ensaladas o guarniciones, piensa en "color". Las frutas y verduras de diferentes colores te dan una gran variedad de nutrientes y ofrecen un plato más atractivo.

Granos integrales y almidones

Los panes y pastas de grano integral, además de los granos sin procesar como arroz integral, avena, quinua y cebada proporcionan fibra para llenarnos, así como una variedad de nutrientes para mantenernos saludables y con energía. En contraste, los almidones procesados como la pasta blanca, el arroz blanco y las galletas proporcionan muy poca fibra o nutrientes. Además, es difícil evitarlos por completo. Trato de comer tan pocos almidones procesados como sea posible, seleccionando en su lugar granos integrales. Mi plan te muestra cómo hacerlo. Para maximizar tu consumo de granos enteros y minimizar la ingesta de granos procesados y almidón, prueba las siguientes sugerencias:

Lee las etiquetas con detenimiento cuando hagas las compras. Busca alimentos que contengan por lo menos 3 gramos de fibra por porción. Por ejemplo, mi cereal favorito para desayunar está hecho con granos integrales ricos en fibras. No contiene conservadores y ofrece un poco de proteínas que me hacen sentir satisfecha. Lo como con frecuencia en el desayuno junto con leche sin grasa y fruta rebanada.

Prueba 50/50. Al igual que muchos niños, a mis hijas Katie y Kelly no les gusta el sabor o la textura de muchos tipos de granos integrales. Entonces les doy mitad y mitad. Por ejemplo, para que comieran arroz integral, empecé sirviéndoles arroz integral y blanco mezclados. Una vez que ellas se acostumbraron a esa mezcla, comencé a agregar más arroz integral y a reducir la cantidad de arroz blanco. Ahora mis hijas comen 100 por ciento arroz integral.

Añade sabor adicional. Cuece el arroz en caldo de pollo sin grasa con un poco de agua.

Proteínas

La proteína es un nutriente esencial para la vida y uno de los principales componentes de cerebro, corazón, sangre, piel y cabello. Tu cuerpo también necesita y utiliza las proteínas para crear y reparar los músculos, un importante beneficio cuando haces ejercicio con regularidad. Las proteínas también te ayudan a llenarte, lo que hace que no comas en exceso.

Si eres como muchas personas, obtienes la mayor parte de tus proteínas de fuentes animales como carne, pollo y lácteos. Por desgracia, las fuentes animales de proteínas también tienden a contener grasas saturadas que bloquean las arterias. En su lugar, selecciona fuentes vegetales de proteína como frijol, chícharo y lenteja, los cuales contienen bastante fibra y nada de grasa. (Los granos también proporcionan algunas proteínas, pero no tantas como las leguminosas.) A continuación encontrarás algunos consejos para que hagas selecciones inteligentes de proteína.

Agrega leguminosas a tus comidas. Siempre pongo garbanzos y ejotes en mis sopas, ensaladas y chile con carne, por ejemplo.

Sustituye la carne por alimentos de soya cuando sea posible. El frijol de soya en realidad es un alimento maravilloso. La investigación demuestra que comer soya con regularidad puede disminuir los niveles de colesterol, reducir el riesgo de cáncer, crear huesos más fuertes y probablemente disminuir síntomas menopáusicos como los bochornos en las mujeres.

Y la soya es baja en calorías por naturaleza, por lo que es una selección perfecta para tu plan de cambio. Considera usar siempre salsa de soya en hamburguesas, hot dogs y verduras en lugar de las versiones de res o puerco. Asimismo, una pasta granulosa de frijol de soya es un excelente ingrediente para marinar y hacer salsas. (¡También trato de acostumbrarme a esto!)

Para un nutritivo bocadillo, prueba las nueces de soya. Asadas saben riquísimas.

Come pescado dos veces por semana. Muchos tipos de pescado son bajos en grasas y calorías. Los pescados de aguas profundas como atún, salmón, macarela son fabulosas opciones, dadas las grasas Omega 3 que proporcionan. Por eso trato de comer pescado dos veces por semana, una vez para la comida y otra un sándwich de atún para el almuerzo de otro día. Para cenar, aso a la parrilla salmón para mi esposo y para mí y al mismo tiempo horneo pescado empanizado para mis niñas. (Sigo intentando que mis hijas aprecien el pescado. El pescado empanizado horneado definitivamente supera a los palitos de pescado.) Para disminuir la grasa de mi sándwich de atún, compro atún enlatado en agua y mezclo un poco de mostaza, vinagre, sazonador u otros condimentos sin grasa en la mayonesa. Así, sólo necesito un poco de mayonesa pero obtengo un sándwich que sabe muy rico.

Escoge los cortes de carne más magros. Los cortes finos de res sin grasa, espaldilla de res, lomo de cerdo, la chuleta de cordero y la pierna de ternera son excelentes opciones. No tienen más de 25 a 30 por ciento de calorías de grasa. La carne de res molida (97 por ciento de carne magra) y el sirloin molido (90 por ciento de carne magra) son mejores opciones que la carne molida (85 por ciento de carne magra) y la carne de res molida regular (73 por ciento de carne magra). Para otros cortes, retira cualquier grasa visible.

Usa pollo y pavo sin piel. A menudo uso pechuga de pavo molida en lugar de carne de res molida para hacer salsa de spaghetti, tacos, guisados y chile.

Lácteos

La leche y otros productos lácteos son ricas fuentes de calcio, un importante mineral para la creación de los huesos. Sin calcio suficiente, hombres y mujeres corren el riesgo de desarrollar huesos débiles y frágiles que con la edad se fracturan fácilmente. Sin embargo, todos los productos animales incluyendo los lácteos contienen algunas grasas saturadas que bloquean las arterias. Elimina esta grasa tanto como te sea posible seleccionando productos lácteos con menor contenido de grasa que puedas encontrar.

Opta por la leche sin grasa, el yogur y el queso *cottage* bajos en grasa. Te proporcionan calcio para fortalecer los huesos y también son una gran fuente de proteínas. También son cómodos. Cuando tengo prisa tomo un bote con queso *cottage* o yogur con bajo contenido de grasa y lo como en el camino.

Queso en hebra como bocadillo. Un queso tipo *mozzarella* con bajo contenido de grasa es una botana genial, en especial para los niños. Cuando mis hijas regresan de la escuela y quieren una botana, con frecuencia comemos una hebra de queso.

Grasas

La grasa nos hace sentir llenos, hace que la comida sepa bien y nos ayuda a absorber las vitaminas liposolubles A, D, E y K. Esto es lo que hago para comer más de estas grasas saludables y menos de las otras:

Lee la lista de ingredientes de todo tipo de alimento empacado en bolsa o caja. Busca las palabras "aceite parcialmente hidrogenado", una frase en clave para los ácidos transgrasos, los cuales debes evitar. Puedes encontrar galletas, cereales para desayunar y otros alimentos preparados (incluyendo algunas margarinas) que no contienen este tipo de grasa.

Prefiere los aguacates, las aceitunas, la crema de cacahuate y las nueces. Las grasas monoinsaturadas que proporcionan te ayudarán a protegerte contra enfermedades cardiacas.

Utiliza aceite de oliva y canola para cocinar, en ensaladas y pan. Consume el mínimo de mantequilla y margarina (una fuente común de ácidos transgrasos).

Prueba el aceite de linaza en tus ensaladas. Tendrás una sana dosis de ácidos grasos Omega 3, saludables para el corazón. (Puedes comprar aceite de linaza en las tiendas de alimentos naturistas).

Come nueces como bocadillo. Me gusta hacer mi propio surtido combinando almendras crudas con fruta seca y cereal de grano integral para desayunar y lo pongo en pequeñas bolsas de plástico en mi bolsa para comer en el camino. Este ligero tentempié de emergencia te ayudará a no depender de las máquinas expendedoras o a no comer frituras como botana para la tarde.

Agua

A pesar de que el agua no contiene calorías, ayuda a que tengamos una sensación de estar llenos, en especial cuando se toma un poco antes de las comidas. Y tu cuerpo necesita agua para una infinidad de procesos, desde la digestión de los alimentos hasta la regulación de la temperatura. Asimismo, dado que tu cerebro y sangre están hechos en gran parte de agua, la falta de este líquido puede hacer que te sientas cansado, lento y torpe, que no es una buena manera de comenzar una sesión de Pilates. De modo que mi plan requiere ocho vasos de 250 mililitros de agua al día.

Yo tomo cinco botellas pequeñas de agua o dos botellas de litro todos los días. Las llevo conmigo y trato de regresar a casa sin agua. Guardo una botella de agua en todas partes, en mi bolsa, en mi automóvil, en mi oficina y en varias habitaciones de la casa. Así siempre tengo una botella de dónde tomar, no importa cuán ocupada esté en el día. Estar preparado es la mejor manera de asegurase de tomar los dos litros de agua que se recomiendan al día. Una forma de saber si estás tomando suficiente agua es revisando el color de la orina. Si es amarillo muy pálido, está muy bien. Si es amarillo brillante o dorado oscuro, necesitas más agua.

Para estar segura de que tomas suficiente agua, prueba los siguientes consejos.

Toma dos vasos en cuanto te levantes en la mañana. Después de dormir siete u ocho horas, tu cuerpo está deshidratado y necesita agua en la mañana.

Toma un vaso de agua antes de cada comida y uno con la comida. Eso te ayudará a comer automáticamente menos.

Sustituye con agua otras bebidas. Los refrescos y jugos contienen calorías del azúcar. El agua es una mejor opción y no contiene calorías.

¿Cuánto es una porción?

Viajo mucho y a mi esposo y a mí nos gusta salir a cenar con amigos. Entonces como mis alimentos fuera de casa. Me doy cuenta de que las porciones de los restaurantes tienden a ser enormes. Y todos los alimentos rápidos y bebidas parecen venir en tamaño jumbo. Así es fácil no saber cuánto es una porción de alimento.

Aquí presento una guía de lo que constituye una porción básica en mi plan alimenticio, para evitarte exceder sin desearlo tu límite diario de calorías. Las cantidades de mi plan de menú en siete días en ocasiones varían de acuerdo con el nivel calórico seguido. Presta especial atención a las cantidades de almidones y grasas que sirvas.

Frutas: Una pieza mediana de fruta (manzana o naranja), 1/2 toronja, una rebanada o una taza de melón en cuadros (chino o verde), 1 taza y 1/4 de sandía en cuadros, 3/4 de taza de moras, doce cerezas, quince uvas, dos higos, un kiwi, 1/8 de aguacate, 1/2 taza mango picado, dos ciruelas, 1/3 de taza de pasas o fruta seca, un plátano pequeño o 1/2 plátano grande, 1/2 taza de fruta enlatada o congelada, 1/2 taza de jugo de frutas.

El jugo de frutas también cuenta como 1/2 porción de agua. El aguacate se cuenta como una porción de grasa.

Verduras: 1/2 taza de verduras (frescas o congeladas, cocidas o crudas), una hoja de lechuga grande u otra verdura para ensaladas, una rebanada de jitomate, tres o cuatro palitos de zanahoria, una taza de calabaza cocida, 3/4 de taza de jugo de verduras o sopa de verduras.

Granos integrales: 1/3 de taza de arroz integral; 1/2 taza de grano integral cocido como cebada o trigo bulgur; 1/2 taza de granola; 1/2 bagel, rollo o panecillo de grano integral; una rebanada de pan 100 por ciento de grano integral; tres cucharadas de germen de trigo; 2 y 1/2 cucharadas de harina de trigo integral; 1/2 taza de pasta de trigo integral o fideos de espelta o mijo.

Almidón: 1/3 de taza de arroz blanco, 1/2 taza de pasta blanca cocida, 1/2 taza de papas trituradas, un elote mediano, 1/2 taza de elote cocido, tres cucharadas de harina de maíz, cuatro tazas de rosetas de maíz, tres galletas de harina de trigo integral, 75 gramos de frituras de maíz o papas fritas.

A menos que estén hechos sin grasas, los almidones grasos como los panecillos, el pan de maíz, los panqués, las tortillas y las frituras también cuentan como una porción de grasa.

Proteína: 50 gramos de pescado o marisco, 50 gramos de carne magra o pollo o pavo sin pellejo, 50 gramos de carne como merienda, un huevo, cuatro claras de huevo, 1/2 taza de frijoles o lentejas cocidos, 1/2 taza de soya cocida, 25 gramos de queso de soya, un hot dog de soya, ocho onzas de leche de soya, 1/2 taza de tofu (suave o firme).

Los cortes grasosos de carne (res, puerco), tipos grasosos de pescado (salmón, sardinas) y carnes frías con mucha grasa también cuentan como una porción de grasa.

Lácteos: una taza de leche sin grasa, jocoque bajo en grasa o yogur sin grasa, 1/2 taza de queso cottage; 50 gramos de queso.

Los lácteos también cuentan como una porción de proteína. El queso con mucha grasa también cuenta como una porción de grasa. La leche y la leche de soya también cuentan como una porción de agua.

Grasa: una cucharadita de aceite de oliva, canola, linaza u otro aceite vegetal; ocho aceitunas grandes; una cucharadita sopera de aceite de nuez; dos cucharadas de nuez;

dos cucharaditas de crema de cacahuate o de nuez; una cucharada de semillas de calabaza o girasol; una cucharadita de margarina; una cucharadita de mayonesa con grasa entera; una cucharadita de queso crema con grasa entera o crema ácida; dos cucharadas de media crema.

Agua: Dos litros de agua o té de hierbas.

Plan de menús para siete días de Denise

Para demostrar exactamente cómo se traducen a comidas reales mi identificación de alimentos y consejos de porciones, la nutrióloga Leslie Bonci y yo diseñamos siete menús de muestra. Trata de seguir este menú durante la primera semana. Si en realidad no te gusta algo o si sales a comer o cenar, puedes sustituirlo con alimentos similares. Para llevar la cuenta de las calorías, respeta las porciones indicadas. ¡Y asegúrate de comer tus verduras!

Esto debe ayudarte a tener una idea de cómo equilibrar tus menús día a día para las semanas dos y tres del plan y más allá. (Y por supuesto, si cocinas para ti y otras personas, multiplica las cantidades que se indican por el número de comensales.)

Día 1 Menú	1 350	1 600 Nivel de calorías	2 200
Desayuno			
Leche sin grasa	1 taza	1 taza	1 taza
Cereal en hojuelas	2 1/4 tazas	2 1/4 tazas	2 1/4 tazas
Pan tostado de trigo integral	—	1 rebanada	1 rebanada
Mantequilla o margarina sin ácidos transgrasos	—	2 cditas.	2 cditas.
Jugo de naranja	1/2 taza	1/2 taza	1/2 taza
Comida			
Sándwich de jamón y queso:			
Jamón magro rebanado	50 gramos	50 gramos	50 gramos
Queso bajo en grasas	2 rebanadas	2 rebanadas	2 rebanadas
Espinaca	1 hoja grande	1 hoja grande	1 hoja grande
Jitomate	1 rebanada	1 rebanada	1 rebanada
Mayonesa	2 cditas.	2 cditas.	2 cditas.
Pan de centeno	2 rebanadas	2 rebanadas	2 rebanadas
Palitos de zanahoria	—	4	4
Totopos	—	—	40 gramos
Durazno fresco	1	1	1
Bocadillo			
Pudín de chocolate (hecho con leche sin grasa)	1/2 taza	1/2 taza	1/2 taza
Plátano maduro	—	1 pequeño	1 pequeño
Cena			
Frito:*			
Pechuga de pavo en cuadros	50 gramos	50 gramos	50 gramos
Ajo picado	1 cdita.	1 cdita.	1 cdita.
Jengibre fresco picado	1/2 cdita.	1/2 cdita.	1/2 cdita.
Verduras mixtas (col, hongos, chícharos, pimiento rojo)	1 taza	1 taza	1 1/2 tazas
Aceite de sésamo	2 cditas.	2 cditas.	4 cditas.
Naranja china	—	—	1/2 taza
Salsa de soya	Al gusto	Al gusto	Al gusto
Arroz integral cocido	2/3 taza	2/3 taza	1 taza

* En una sartén de teflón ligeramente aceitada, sofríe la pechuga de pavo a fuego medio de seis a ocho minutos o hasta que esté bien cocida. Agrega el ajo y el jengibre. Añade las verduras. Cuece hasta que las verduras se puedan picar con el tenedor. Mueve constantemente. Agrega el aceite de ajonjolí y la naranja. Pon salsa de soya al gusto. Sirve sobre el arroz.

Día 2 Menú	1 350	1 600 Nivel de calorías	2 200
Desayuno			
Sándwich para desayunar:			
Queso bajo en grasas	40 gramos	40 gramos	40 gramos
Panqué inglés de grano integral	1	2	2
Pera fresca	1	1	1
Comida:			
Sándwich de roast beef:			
Roast beef magro rebanado	50 gramos	50 gramos	50 gramos
Espinaca	1 hoja grande	1 hoja grande	1 hoja grande
Jitomate	1 rebanada	1 rebanada	1 rebanada
Mayonesa	1 cdita.	1 cdita.	1 cdita.
Pan multigrano	2 rebanadas	2 rebanadas	2 rebanadas
Pretzels	-	-	40 gramos
Kiwi	1	1	1
Bocadillo			
Galletitas de sabor jengibre	3	3	3
Jugo de piña	-	1/2 taza	1/2 taza
Cena			
Filete de atún a la parrilla:*			
Filete de atún	50 gramos	50 gramos	50 gramos
Salsa arco iris dulce**	1/2 taza	1/2 taza	1/2 taza
Rollo para sándwich de grano integral	1	1	1
Ensalada:			
Verduras	2 tazas	2 tazas	2 tazas
Aceite de oliva	1 cdita.	1 cdita.	2 cditas.
Zanahoria rallada y hongos rebanados	-	-	1 taza
Nuez	-	-	1 cda.
Frijoles cocidos	-	-	1/3 taza
Mango fresco	-	-	1/2 taza

* Unta el atún con una cucharada de salsa para barbacoa. Pon en la parrilla hasta que los filetes se corten fácilmente con un tenedor, aproximadamente dos minutos por cada lado. Coloca el filete en un rollo para sándwich y agrega un poco de salsa sobre el atún.

** Para la salsa, cuece una cebolla picada en una sartén de teflón a fuego medio. Cuece hasta que la cebolla esté suave, agregando agua si es necesario para evitar que se pegue. Añade tres cucharadas de vinagre balsámico, dos jitomates medianos picados, un pimiento verde dulce picado, un pimiento amarillo dulce picado. Cocina durante cinco minutos. Añade dos cucharadas de cilantro verde picado, una cucharada de albahaca fresca picada y un plátano muy maduro picado.

Día 3 Menú	1 350	1 600 Nivel de calorías	2 200
Desayuno			
Yogur natural sin grasa	250 ml	250 ml	250 ml
Granola baja en grasas	3/4 taza	1 taza	1 1/4 tazas
Moras frescas	3/4 taza	3/4 taza	3/4 taza
Nuez picada	-	4	4
Comida			
Sándwich de pavo:			
Pechuga de pavo rebanada	50 gramos	50 gramos	50 gramos
Queso bajo en grasas	40 gramos	40 gramos	40 gramos
Tallo de alfalfa	1/2 taza	1/2 taza	1/2 taza
Lechuga romana	1 hoja grande	1 hoja grande	1 hoja grande
Jitomate	1 rebanada	1 rebanada	1 rebanada
Aceite de oliva	2 cditas.	2 cditas.	2 cditas.
Pita de trigo integral	1	1	2
Ciruelas	2 pequeñas	2 pequeñas	2 pequeñas
Botana			
Papas fritas sin grasa	40 gramos	40 gramos	40 gramos
Jugo de toronja	-	1/2 taza	1 taza
Cena			
Revoltijo de tortilla:*			
Verduras frescas de tu elección	1 taza	1 taza	1 taza
Ajo picado, cebollas en cuadros, chile picante en rebanadas y comino	Al gusto	Al gusto	Al gusto
Claras de huevo	4	4	4
Tortilla de grano integral	1	1	2
Frijoles negros, en lata	1/2 taza	1/2 taza	1/2 taza
Crema ácida baja en grasas	3 cdas.	3 cdas.	3 cdas.
Piña en trozos	-	-	1/2 taza
Verduras para ensalada	1 hoja grande	1 hoja grande	1 hoja grande
Aceite de oliva	1 cdita.	1 cdita.	1 cdita.

* En una sartén de teflón a medio fuego, fríe las verduras junto con el ajo, las cebollas, el chile picante y el comino de cinco a seis minutos o hasta que puedas insertar un tenedor en las verduras. En un tazón, mezcla las claras de huevo con 1/4 de taza de agua, luego bate hasta que las claras se hagan espuma. Vierte sobre las verduras. Cubre y cocina a fuego lento. Deja cocinar sin mover hasta que esté bien cocido, aproximadamente por cinco minutos. Sírvelo en la tortilla con frijoles negros y crema ácida.

Día 4 Menú	1 350	1 600 Nivel de calorías	2 200
Desayuno			
Galletas de harina de trigo integral	3	6	6
Crema de cacahuate	-	2 cditas.	2 cditas.
Cereal en hojuelas	3/4 taza	3/4 taza	1 1/2 tazas
Leche sin grasa	1/2 taza	1/2 taza	1 taza
Toronja o naranja	1/2	1/2	1/2
Comida			
Ensalada de pollo asado:			
Verduras para ensalada	1 hoja grande	1 hoja grande	1 hoja grande
Aceite de oliva	1 cdita.	1 cdita.	1 cdita.
Pollo asado	50 gramos	50 gramos	50 gramos
Queso Jarlsberg bajo en grasas	40 gramos	40 gramos	40 gramos
Aguacate	1/8	1/8	1/8
Galletas de trigo integral	40 gramos	40 gramos	75 gramos
Nectarina	1	1	1
Bocadillo			
Helado sin grasa	1/2 taza	1/2 taza	1/2 taza
Melón chino en cubos	-	1 taza	1 taza
Cena			
Pasta:*			
Aceite de oliva	2 cditas.	2 cditas.	4 cditas.
Ajo picado	1 diente	1 diente	1 diente
Salsa de tomate	1/2 taza	1/2 taza	3/4 taza
Semilla de anís	1/8 cdita.	1/8 cdita.	1/8 cdita.
Albahaca fresca rallada	2 hojas	2 hojas	2 hojas
Pimienta de Cayena	1 pizca	1 pizca	1 pizca
Frijoles Cannellini	1/2 taza	1/2 taza	1/2 taza
Pasta de trigo integral cocida	1/2 taza	1/2 taza	3/4 taza
Brócoli cocido con jugo de limón	1/2 taza	1/2 taza	1/2 taza
Espinaca rallada	2 tazas	2 tazas	2 tazas
Aderezo italiano sin grasa	1 cda.	1 cda.	1 cda.
Chabacanos frescos	-	-	2

* Calienta el aceite de oliva en una sartén a fuego medio bajo y sofríe el ajo un minuto o menos, hasta que esté suave pero no dorado. Vierte la salsa de tomate. Agrega la semilla de anís, la albahaca y la pimienta de Cayena. Cuece a fuego lento de dos a tres minutos. Incorpora los frijoles. Cubre y deja hervir a fuego lento de dos a tres minutos o hasta que los frijoles se calienten bien. Sirve sobre la pasta.

Día 5 Menú	1 350	1 600 Nivel de calorías	2 200
Desayuno			
Bagel de grano integral	1/2	1/2	1
Queso Muenster bajo en grasa	40 gramos	40 gramos	40 gramos
Jugo de naranja	1/2 taza	1/2 taza	1/2 taza
Comida			
Sándwich de ensalada de huevo:			
Huevo duro picado	1	1	1
Mayonesa	2 cditas.	2 cditas.	2 cditas.
Apio picado	1/4 taza	1/4 taza	1/4 taza
Rábano rebanado	1/4 taza	1/4 taza	1/4 taza
Pepino picado	1/4 taza	1/4 taza	1/4 taza
Pita de trigo integral	1	1	1
Lechuga romana	1 hoja grande	1 hoja grande	1 hoja grande
Yogur de vainilla	1/2 taza	1/2 taza	1/2 taza
Frambuesas frescas	3/4 taza	3/4 taza	3/4 taza
Bocadillo			
Palomitas de maíz bajas en grasa	4 tazas	4 tazas	4 tazas
Jugo de uva	-	1/2 taza	1/2 taza
Cena			
Salmón escalfado:*			
Filete de salmón	50 gramos	50 gramos	50 gramos
Papa de cáscara roja horneada	1 pequeña	1 pequeña	2 pequeñas
Ejotes:**			
Ejotes	1 taza	1 taza	1 1/2 tazas
Cebolla picada	1/4 taza	1/4 taza	1/4 taza
Mantequilla o margarina	1 cdita.	2 cditas.	4 cditas.
Rollo de grano integral	1	1	1
Moras frescas	-	-	3/4 taza

* Cocina el salmón con el lado de la piel hacia abajo en un sartén de teflón pesado a fuego medio. Vierte suficiente vino tinto en el salmón para que casi se cubra. Cuece de seis a ocho minutos o hasta que el salmón se parta con facilidad con un tenedor y el vino se haya evaporado casi por completo. Sazona con sal y pimienta.

** Sofríe los ejotes con la cebolla y la margarina de cuatro a cinco minutos o hasta que se pueda ensartar con un tenedor.

Día 6 Menú	1 350	1 600 Nivel de calorías	2 200
Desayuno			
Avena cocida	1 taza	1 taza	1 1/2 tazas
Pasas	2 cdas.	2 cdas.	2 cdas.
Nuez de pacana picada	-	13 gramos	13 gramos
Pan tostado de trigo integral	1 rebanada	2 rebanadas	2 rebanadas
Leche sin grasa	1/2 taza	1/2 taza	3/4 taza
Comida			
Hot dog de soya bajo en grasas	1	1	1
Queso sin grasa	50 gramos	50 gramos	50 gramos
Rollo de grano integral	1	1	1
Col y zanahorias ralladas	1/2 taza	1/2 taza	1 taza
Aderezo para col agria sin grasa	1 cda.	1 cda.	1 cda.
Sandía en cubos	1 1/4 taza	1 1/4 taza	1 1/4 taza
Papas fritas sin grasa	-	-	40 gramos
Bocadillo			
Galletas de harina de trigo integral	18	18	18
Jugo licuado de frutas	-	1/2 taza	1/2 taza
Cena			
Pollo a la Mostaza:*			
Pechuga de pollo	50 gramos	50 gramos	50 gramos
Puré de papa	1/2 taza	1/2 taza	1 taza
Crema ácida baja en grasa	3 cdas.	3 cdas.	3 cdas.
Rollo de grano integral	1	1	1
Mantequilla o margarina	1 cdita.	1 cdita.	1 cdita.
Espinaca:**			
Espinaca hervida	1/2 taza	1/2 taza	1/2 taza
Pasas amarillas	-	-	1/3 taza
Aceite de oliva	-	-	2 cditas.
Lechuga de hoja roja	2 tazas	2 tazas	2 tazas
Aderezo Catalina sin grasa	1 cdita.	1 cdita.	1 cdita.
Corazones de alcachofa, enlatados en agua	-	-	2

* Unta ambos lados de una pechuga sin hueso y sin piel con mostaza Dijon. Pon en una sartén para asar a la parrilla cubierta con papel aluminio ligeramente rociado con aerosol para cocinar. Asa cuatro minutos por lado o hasta que el pollo esté bien cocido y los jugos sean claros.
** Vierte las pasas amarillas y el aceite de oliva con las espinacas, si está permitido.

Día 7 Menú	1 350	1 600 Nivel de calorías	2 200
Desayuno			
Waffles bajos en grasas	2	4	5
Yogur sin grasa sabor vainilla	1/2 taza	1/2 taza	1/2 taza
Jugo de manzana con canela	1/2 taza	1/2 taza	1/2 taza
Comida			
Sándwich de atún:			
Atún enlatado en agua	50 gramos	50 gramos	50 gramos
Mayonesa	2 cditas.	2 cditas.	2 cditas.
Apio picado	1 cda.	1 cda.	1 cda.
Lechuga	1 hoja grande	1 hoja grande	1 hoja grande
Pan negro de centeno	2 rebanadas	2 rebanadas	2 rebanadas
Sopa de verduras	1/2 taza	1 taza	1 taza
Pretzels	-	-	40 gramos
Yogur natural sin grasa	1/2 taza	1/2 taza	1/2 taza
Cerezas frescas	12	12	12
Bocadillo			
Yogur congelado bajo en grasa	50 gramos	50 gramos	50 gramos
Fresas frescas	-	1 1/4 taza	1 1/4 taza
Cena			
Lomo de puerco a la parrilla:*			
Tenderloin de puerco, corte del centro	50 gramos	50 gramos	50 gramos
Verduras mixtas, cocidas	1/2 taza	1/2 taza	1/2 taza
Elote entero	1 mediano	1 mediano	1 mediano
Rollo de grano integral	1	1	2
Mantequilla o margarina	1/2 cdita.	1/2 cdita.	2 1/2 cditas.
Sandía en cubos	-	-	1 1/4 taza

---

* Unta el tenderloin de puerco con una cucharada de salsa barbecue. Pon en la parrilla, volteando cada cinco minutos hasta que esté cocido (durante veinte minutos en total).

Un plan alimentario de por vida

Las sugerencias alimentarias de la semana en el plan de cambio en tres semanas te ayudarán a adoptar rápidamente este plan y hacerlo parte de tu vida. Además, con el diario para un cambio personal en tres semanas que se encuentra al final de esta sección podrás llevar un registro de todo lo que comes (junto con tus sesiones de Pilates, salidas a caminar y ejercicios cardiovasculares). A continuación presento consejos adicionales para adoptar el plan y seguirlo.

Come con frecuencia. La gente a menudo se sorprende de cuán frecuentemente como. No pueden imaginarse cómo me mantengo tan en forma cuando siempre me ven comiendo entre comidas. Sin embargo, es sorprendente que comer entre comidas sea uno de mis secretos para permanecer delgada. Lo que importa es lo que decido comer.

Cuando comes, tu metabolismo se acelera, quemando calorías sólo para digerir tu alimento. Comer botanas se capitaliza en este aumento del metabolismo al mantener casi de manera constante esa quema calórica inducida por la digestión. Asimismo, un tentempié te evita sentirte ansiosa por comer. Un bocadillo a media mañana y a media tarde pueden disminuir tu apetito, evitando que te mueras de hambre, y te ayudan a no comer en exceso, en especial en la cena.

Para mi bocadillo de media mañana, me gusta comer algún tipo de fruta alrededor de las 10:30 AM. El tentempié de la tarde lo como con mis hijas cuando regresan de la escuela a las 3:00 PM. Escojo alimentos divertidos y con bajo contenido de grasas que proporcionan proteínas que me hacen sentir satisfecha, como el queso (que antes mencioné), trozos de mozarella bajo en grasas o galletas de grano integral con crema de cacahuate.

Sigue mi regla del 80 por ciento. A mis hijas les encantan los postres y las golosinas y aunque quiero que coman tan sano como sea posible, ciertamente no soy rígida acerca de lo que ingieren. De hecho, en ocasiones las tres nos damos gusto.

No obstante, para evitar que los dulces y las golosinas se salgan de control, aplico lo que llamo la regla de 80/20. Ochenta por ciento de los alimentos que comemos deben ser saludables y nutritivos, en tanto que 20 por ciento pueden ser nuestras comidas favoritas como postres y bocadillos. Es más probable que mis niñas prue-

Haz la cuenta de todas las calorías

Para ayudarte a visualizar maneras de conformar tu dieta, revisa las relaciones que aquí presento, las cuales sustituirán los alimentos altos en almidón y grasa por comidas centradas en frutas, verduras y granos integrales con poca grasa y mucha fibra. Luego piensa en tus selecciones para comer y haz la cuenta de todas las calorías. Para comidas y bocadillos, piensa en lo que consumes. ¿En verdad has hecho la mejor selección posible? ¿Puedes incluir más verduras y frutas? ¿Tu plato parece un arco iris con frutas y verduras de diferentes colores? ¿Comes los tipos de carne más magros y lácteos sin grasa?

Antes	Después
Desayuno	
1 bagel blanco grande	1/2 bagel de grano integral
Queso crema con grasa entera	Queso crema bajo en grasas
	Fruta fresca
Lácteos regulares	Lácteos hechos con leche baja en grasas
Comida	
Sándwich con carnes frías italianas en rollo blanco	1/2 Sándwich de pavo y espinaca en pan o pita de trigo integral
	1 taza de sopa de verduras
Bocadillo	
Plato lleno (2 tazas) de pasta blanca con salsa de carne	1/2 plato (1/2 taza) de pasta de trigo integral con salsa de pavo molido
	1 ensalada verde
	1 vegetal
Cena	
Papas fritas	Manzana
Helado premium	Yogur congelado sin grasa

ben nuevas verduras que sirvo en su cena si saben que esas verduras serán el boleto para un poco de helado más tarde.

Introduce nuevos alimentos. Si mis hijas se salieran con la suya, nuestra familia cenaría pizza o macarrones con queso todas las noches. Comer siempre los mismos alimentos no sólo priva a tu cuerpo de la variedad de nutrientes que necesita, también es aburrido.

A mis hijas no siempre les gustan todos los alimentos nuevos que les sirvo. Eso está bien, pero quiero que lo prueben antes de declararlo "desagradable". Entonces jugamos un rato. Digo a las niñas que deben comer tantos bocados del nuevo alimento como la edad que tienen. Eso significa que Katie debe comer ocho bocados y Kelly once. Aunque tratan de comer los menos bocados posibles, este juego las alienta a probar alimentos nuevos. A mis hijas les sorprendió que, después de sus ocho y once mordidas, el brócoli después de todo no supiera tan mal.

Da el toque de queda en tu cocina. Comer despreocupadamente frente al televisor puede representar un consumo calórico excesivo. Asimismo, si comes el bocadillo de la tarde y una cena satisfactoria rica en fibras, en realidad no sentirás hambre en la noche, lo que implica que tal vez comas sólo por aburrimiento o por hábito. De ahí que a las 8:00 PM. doy el toque de queda en mi cocina. Cierro las puertas y apago las luces. Procuro cepillarme los dientes justo después. El sabor a menta de la pasta dental evita que me sienta tentada a tomar un refrigerio. Luego saco a caminar a la perra, Madonna.

Denise-ología...

"Comer bien no se trata de fuerza de voluntad, sino de cambiar los malos hábitos."

Mi programa
cardiovascular

Mi programa
cardiovascular

La práctica de Pilates tres veces por semana se ocupa de dos componentes esenciales del acondicionamiento: tonificación y estiramiento de los músculos. Sin embargo, para estar realmente en forma y saludable, debes combinar Pilates con algún tipo de ejercicio cardiovascular que ponga tu corazón a trabajar, como caminar, correr, andar en bicicleta, nadar o remar.

También llamado ejercicio aeróbico, tu rutina cardiovascular te ayudará a quemar el exceso de grasa. Para bajar un kilogramo por semana, necesitas consumir 500 calorías menos de las que quemas al día. Por ejemplo, si haces los ejercicios de mi video de cinco minutos *Ultimate Fat Burner* (Rutina máxima para quemar grasas) puedes quemar 500 calorías en una sesión. Después de una sesión de ejercicio cardiovascular como ésa, ya habrás cumplido tu objetivo de quemar 500 calorías al día.

El ejercicio cardiovascular ayuda a eliminar grasa en muchas otras formas. Tu metabolismo sigue cargado hasta por tres horas después de una sesión, de modo que continúas quemando más calorías después de haber terminado de hacer ejercicio. Asimismo, investigaciones revelan que las dosis regulares de ejercicio cardiovascular ayudan a regular tu apetito. Por último, cuando haces ejercicio con regularidad, tu cuerpo redistribuye la grasa almacenada, trasladando algo de ella tus músculos para un acceso fácil. Eso te permite quemar más grasa durante cada sesión de ejercicio.

Aun si quemar grasa no es una preocupación importante para ti, necesitas ejercicio cardiovascular para acondicionar el corazón y los pulmones y mantenerte saludable. Un corazón en forma y bien acondicionado es el centro de un cuerpo saludable. Recuerda que también tu corazón es un músculo, así que mantenlo bombeando. El ejercicio cardiovascular también mejora el flujo sanguíneo e incluso impulsa tu cuerpo para crear nuevos vasos capilares. Dado que tu sangre lleva oxígeno y nutrientes energizantes a todas las células del cuerpo, el ejercicio cardiovascular también te da más vitalidad para la vida diaria.

Mi cambio corporal integral en tres semanas requiere de tres a cuatro días de ejercicio cardiovascular por semana. Numerosos estudios demuestran que tres días de ejercicio cardiovascular acondicionarán tu cuerpo, evitarán padecimientos del corazón y disminuirán la presión sanguínea y los niveles de colesterol y también es la cantidad de ejercicio que recomienda el American College of Sports Medicine.

No obstante, si deseas bajar de peso, asegúrate de hacer ejercicio cardiovascular cuatro días a la semana en lugar de tres. Investigaciones indican que se requiere un mínimo de dos horas de ejercicio cardiovascular a la semana para bajar de peso y no subir más. El plan de tres semanas hace eso, trabajando hasta cuatro sesiones de 30 minutos cada una en la tercera semana.

Selecciona un tipo de ejercicio que se adecue a tu horario. Por ejemplo, casi todas las mañanas me levanto y salgo a caminar de 20 a 30 minutos. Cuando regreso hago Pilates. Me gusta la forma en que caminar calienta mi cuerpo, aumentando la circulación de la sangre a mis músculos, ayudándoles a estirarse con mayor facilidad durante mi sesión de Pilates.

Si no tienes tiempo para hacer ejercicio cardiovascular y Pilates, uno enseguida del otro, procura alternar los días, por ejemplo, haz la rutina de Pilates los lunes, miércoles y viernes y los ejercicios cardiovasculares los martes, jueves y sábados. O puedes caminar en la mañana y hacer Pilates en la noche. En otras palabras, haz lo que te funcione. Lleva un registro de tus sesiones de caminata, ejercicio cardiovascular y Pilates en el diario de cambio personal en tres semanas que se encuentra al final de esta sección.

Otra idea fabulosa: busca a una amiga para que sea tu compañera de ejercicio cardiovascular. Todos los domingos llamo a mis amigas para saber qué van a hacer en la semana. Trato de hacer citas para caminar con tantas como es posible. Así sé que lo haré. Es menos probable que no camine/corra cuando sé que decepcionaré a alguien. Es una gran manera de ponerme al día con mis amigas durante la caminata. Mientras platicamos, la caminata simplemente vuela y antes de que nos demos cuenta, hemos caminado media hora o hasta una hora.

No olvides calentar y enfriarte

Durante cada sesión de ejercicio cardiovascular, recuerda calentar y enfriar por lo menos durante cinco minutos. Tu calentamiento hace justo eso. Aumenta lentamente tu ritmo cardiaco, enviando más sangre a los músculos a fin de prepararlos para su sesión de ejercicio. Tu enfriamiento permite que el corazón disminuya el ritmo en forma gradual.

El calentamiento y el enfriamiento no tienen que ser complicados. Sólo significan ir un poco más lento de lo acostumbrado. Por ejemplo, si estás caminando, empieza con un ritmo suave de cinco a seis minutos y luego aumenta el ritmo moviendo tus brazos.

Aquí ofrezco dos sesiones de ejercicio cardiovascular específicas, un programa de caminata y una rutina de ejercicio en el hogar. O puedes probar una de las actividades cardiovasculares de "Otros ejercicios cardiovasculares fabulosos" en la página 257. Cuando selecciones una actividad, elige la que disfrutes y mejor se adecue a tu estilo de vida y horario.

Denise-ología...

"Si quieres quemar grasa, debes hacer ejercicio cardiovascular. Quema grasa; quema mantequilla."

Mi programa de caminata

Caminar es la mejor opción cardiovascular para principiantes porque necesita el mínimo de equipo y experiencia. Es una de las formas de ejercicio más fácil de personalizar de acuerdo con tu horario. Y dado que caminar pone peso en sus articulaciones, fortalece tus huesos, ayudando a protegerte contra fracturas asociadas con la osteoporosis más adelante.

Convierte el tiempo de inactividad en tiempo de tonificación

A pesar de que me concentro en 30 minutos de ejercicio oficial al día, nunca pierdo una oportunidad para moverme. Llamo a estos estallidos de ejercicio de un minuto "calmar la impaciencia" y en realidad confío en ellos para poder mantenerme delgada y tonificada, en particular cuando sé que pasaré gran parte del día hablando por teléfono.

Investigaciones revelan que estos breves estallidos de actividad a lo largo del día pueden aumentar tu quema de calorías a 500 o más por día. Y estos pequeños estallidos son simples y fáciles. Trato de levantarme una vez cada hora para un estallido de actividad de uno a dos minutos. Es el tipo de tareas múltiples que son buenas para ti. Recuerda que tus músculos no saben si estás en la cocina o en un elegante gimnasio.

Éstos son algunos ejemplos de cómo hago ejercicio en mi "tiempo libre".

· Me levanto sobre las puntas de los pies mientras me seco el cabello.
· Movimientos y caminata mientras hablo por teléfono.
· Dos rápidos movimientos de Pilates de cualquier tipo entre llamadas de teléfono o durante los comerciales de televisión.
· En toda oportunidad, subo las escaleras en vez de tomar el elevador.
· Abdominales mientras saco las bolsas de compras del automóvil.
· Aprieto los músculos de los glúteos y "subo el cierre de mis abdominales" (páginas 28-29) mientras hago fila en el supermercado.

La mayor parte de la gente puede caminar cómodamente, lo cual es una gran ventaja. Una excepción: no siempre es la mejor opción para quienes padecen artritis. Si éste es tu caso, la natación o los aeróbicos acuáticos podrían ser una mejor opción.

Los zapatos apropiados

Para empezar con mi programa de caminata, lo único que necesitas es un buen par de zapatos para caminar. Dado que caminarás vigorosamente, tus zapatos deben ser muy cómodos y ser flexibles, permitiendo que tus pies se flexionen conforme caminas. Necesitas un buen soporte en el arco para evitar que tus pies se inclinen hacia adentro. Los zapatos deben cubrir con suavidad tu talón mientras que ofrecen una cubierta adecuada para el frente de los pies. Cuando te pruebes unos zapatos nuevos, no debes sentir que te piquen o rocen, señal de que los zapatos no te quedan bien. Recomiendo zapatos diseñados específicamente para caminar.

Forma apropiada

Cuando camines, pon atención en la forma. Mantén los pies abiertos a la anchura de los hombros, con las puntas de los pies hacia adelante, los brazos doblados con un ángulo de 90 grados, los codos cerca de los costados, el pecho erguido y hacia afuera y los hombros hacia abajo y atrás. Mantén el abdomen contraído, como lo harías para la práctica de Pilates. Con cada paso, planta tu talón en el suelo y rueda hasta el metatarso, luego haz presión con los dedos. Aprieta los glúteos, como si intentaras detener entre ellos una moneda. Para quemar el máximo de calorías, mueve enérgicamente los brazos.

Los intervalos son esenciales

Caminar es un ejercicio excelente, pero si caminas la misma ruta todos los días a la misma velocidad de ocho a doce semanas, tu cuerpo se estancará. Es decir, tus múscu-

Denise-ología...

"Para tener unas piernas formidables, hazte el hábito de caminar siempre que puedas."

los se harán más eficientes con ese ritmo y perderás algunos de los efectos del acondicionamiento. Pero empezando desde la primera semana, recomiendo intervalos (periodos breves) para caminar más rápido o correr, con el fin de evitar los estancamientos y acelerar tu metabolismo. Los intervalos no sólo darán a tu cuerpo un constante desafío sino que aumentarán tu metabolismo y te mantendrán motivado, ayudándote a seguir la rutina. En cada semana del cambio corporal integral en tres semanas te daré objetivos de intervalos de caminata que debes lograr. Si eres principiante, tal vez debas trabajar sólo la cantidad que sugiero. En vez de 20 a 30 minutos en total, empieza sólo con diez minutos y trabaja de 20 a 30 minutos, luego agrega un ejercicio específico recomendado.

Mi rutina cardiovascular en casa

Si prefieres hacer ejercicio en tu casa (para no tener que manejar a algún lado o conseguir una niñera) o si necesitas estar en interiores por el mal clima, prueba mi rutina cardiovascular en casa. Alterna los siguientes movimientos, tal vez al principio no resistas toda la sesión de 20 a 30 minutos.

Si tienes más de un año de no hacer ejercicio, tal vez al principio no aguantes los 20 o 30 minutos. Está bien. Inicia con un nivel que puedas mantener y luego añade lentamente unos cuantos minutos a la vez durante cada sesión.

Yo te sugiero que practiques el ejercicio cardiovascular en casa dos días a la semana y que camines otros dos días. La variedad te mantendrá motivado y proporcionará a tus músculos un ejercicio diferente. Recuerda que siempre es bueno cambiar y "sorprender a tus músculos", acelerando tu metabolismo.

Otros ejercicios cardiovasculares fabulosos

Aquí he enumerado las mejores actividades cardiovasculares que puedes realizar. Para tener variedad, me gusta mezclarlas con los ejercicios cardiovasculares. Por ejemplo, algunos días prefiero caminar o correr. Otros días los combino y hago mi video *Ultimate Fat Burner*. Selecciona lo que sea mejor para ti. Cuanto más variada sea tu rutina cardiovascular, más probable será que la sigas.

Al igual que con mi rutina cardiovascular en casa, empieza despacio la actividad que eliges y aumenta en forma gradual la intensidad y duración. Si no has hecho ejercicio en más de un año, comienza con 5 a 10 minutos de actividad y lentamente incrementa hasta llegar a una sesión de 20 a 30 minutos de duración.

Jogging o correr. Si llevas tiempo caminando, *jogging* (definido como correr a 10 km/h o más lento) puede representar un buen objetivo. Si has estado trotando, tal vez quieras empezar a correr (a más de 10 km/h). Como *jogging* y correr aumentarán la presión cardiaca más que caminar, al realizar cualquiera de los dos actividades se queman más calorías por tiempo de sesión que caminando, haciendo que sean otro ejercicio maravilloso para quemar grasa. Sin embargo, cuando se trota o corre se ejerce mucha tensión en las articulaciones y no son buenas opciones para quienes tienen dolor de articulaciones o espalda o que presentan un sobrepeso considerable.

Natación y aeróbicos acuáticos. Si tienes artritis, problemas de rodilla, espalda o cualquier tipo de dolor en general, los ejercicios en la piscina son ideales. El agua soporta el peso de su cuerpo, haciendo que no pese y permitiéndote moverte sin dolor.

Bicicleta. Ya sea *spinning* o montar bicicleta fija, bicicleta de ruta o bicicleta de montaña, andar en bicicleta es un excelente ejercicio para quemar calorías. Si tienes problemas de espalda o sobrepeso, prueba con una bicicleta que te permita recargarte y relajar la región lumbar mientras pedaleas.

Saltar la cuerda. Es un ejercicio eficiente pero muy desafiante para quemar calorías, ideal para las personas que no pueden hacer ejercicio al aire libre por el mal clima o por aspectos de seguridad y que tienen espacio para ejercitarse en interiores. Para variar, prueba saltos suaves, saltos cortos, saltos largos y *jogging* con la cuerda.

Escaladoras, caminadoras, aparatos elípticos, aparatos de remo y otros aparatos cardiovasculares. Muchas personas encuentran que es muy motivador trabajar en máquinas para hacer ejercicio. Puedes distraerte viendo la televisión conforme trabajas en la escaladora, en la caminadora o en la remadora. Debido a que puede ser tediosa cualquiera de estas máquinas durante 30 minutos seguidos, combínalas empezando con diez en la escaladora, luego diez en la caminadora y diez en la remadora o en la elipse. (A menos que tengas los medios para tener todo este equipo en casa, deberás ir a un gimnasio para hacer esa clase de ejercicio.)

Videos de ejercicio o rutinas en televisión. Yo recomiendo los videos y mis programas de televisión sobre acondicionamiento para las personas que se llenan de energía y se motivan con la música. ¿Llevas el ritmo con el pie o los hombros cuando tocan tu canción favorita en la radio? Entonces quizá un video con música sea para ti. Además, puedes hacer ejercicio en la privacidad de tu hogar y no tienes que desplazarse a ninguna parte. (Si te gusta mi ejercicio cardiovascular en casa, tal vez quieras probar uno de mis videos de ejercicios, como *Ultimate Fat Burner*.)

1. **Caminar o correr en tu lugar.** Levanta las rodillas y mueve los brazos. Sigue durante cinco minutos para calentar.

2. **Entrecruzado.** Estando de pie con las manos atrás de la cabeza, levanta la rodilla izquierda al codo derecho, baja, luego sube la rodilla derecha al codo izquierdo. Repite de dos a tres minutos. (Esto también es excelente para la cintura.)

3. **Patadas.** Estando de pie con los puños a la altura del pecho (para bloquear a un oponente imaginario), levanta la rodilla izquierda a la altura de la cintura y luego patea con la pantorrilla hacia adelante para estirarla. Imagina que pateas a alguien en el estómago. Aprieta el abdomen conforme lo haces. Baja y repite con la otra pierna. Continúa, alternando las piernas, de dos a tres minutos. (En el *kickboxing* se llaman patadas frontales y son maravillosas para las piernas.)

4. **Golpes.** Párate con las rodillas flexionadas y golpea hacia adelante, como si trataras de golpear a un oponente imaginario en la quijada. Regresa y repite con el otro bra-

zo. Continúa de dos a tres minutos (Piensa en "boxear"; los golpes son maravillosos para tonificar los brazos).

5. Saltar la cuerda. Si no puedes saltar la cuerda continuamente sin enredarte en ella, primero usa una cuerda imaginaria, moviendo tu cuerpo como si realmente lo hicieras. Luego trata de brincar una cuerda real. Una vez que domines el salto de cuerda, prueba para variar algunos movimientos como adelantar los talones, *jogging* o saltar como un boxeador conforme brinca. Continúa de dos a tres minutos. (Es un ejercicio fabuloso para todo el cuerpo.)

6. Saltar en cuclillas. Párate con los pies juntos y los brazos a los lados. Ponte en cuclillas como si estuvieras sentado en una silla, manteniendo el abdomen contraído y hacia arriba. Salta, cae y repite. Dobla las rodillas conforme caes para minimizar el impacto. Trata de seguir de dos a tres minutos. (Este movimiento es un mayor desafío. Haz tu mejor esfuerzo, es excelente para los glúteos.)

7. Rotación de cintura. Imagina que vas esquiando colina abajo. Con los pies juntos, salta ligeramente y gira las rodillas y dedos de los pies a la derecha al mismo tiempo que levantas el codo derecho a la altura del hombro y extiendes el brazo izquierdo a la izquierda. Sin bajar los brazos, repite el movimiento en la dirección opuesta. Continúa de dos a tres minutos. (Lo llamo mi "quemador de grasa de la parte baja".)

8. Muñeco de resorte. Con los pies juntos, ponte en cuclillas como si estuvieras sentado en una silla, luego salta y extiende los pies y manos hacia afuera de modo que tus piernas y brazos formen una X (como un muñeco de resorte). Coloca los pies juntos y repite de dos a tres minutos. (Este ejercicio también es fabuloso para las caras interna y externa de los muslos.)

Mi programa de pensamiento positivo

Tus pensamientos desempeñan una función muy importante en la manera que sigues tu cambio corporal integral en tres semanas. Tu perspectiva mental afecta tu energía, entusiasmo y valor para probar nuevos alimentos, ejercicios y hábitos. Es por eso que he incluido mi programa de pensamiento positivo en el cambio corporal integral en tres semanas.

Si te aventuras con un programa de Pilates sin comprometer la mente, te perderás en los efectos de relajación, centrado, enfoque y rejuvenecimiento de Pilates. En Pilates, el acondicionamiento mental y físico van de la mano. Sólo pensar, "Sí, puedo hacer esto" te ayudará a enfrentar una postura difícil de Pilates como una posición en T o un ejercicio abdominal. Eso puede trasladarse a la perspectiva de tu vida en general. Un punto de vista optimista te hará despertar a nuevas posibilidades en las que antes la duda en tí mismo y la negatividad te habían saboteado. Por ejemplo, te encontrarás enfrentando tus aptitudes como profesionista y madre de familia con más seguridad. Esta actitud de "Yo puedo" te ayudará con todos los aspectos de tu vida, incluso en tus relaciones.

Eso es lo que hace de éste un plan de acondicionamiento mental y corporal completo. Incluí algunos de mis consejos de pensamiento positivo para ayudarte a trabajar con la mente como lo haces con el cuerpo.

Pero también quiero que hagas un poco de trabajo "interior" en este momento, de modo que puedas empezar tu entrenamiento con confianza, entusiasmo y vigor.

Haz que la práctica de Pilates sea tu prioridad. Considérala como tu escape, como tu solaz entre la locura de la vida. Durante las tres semanas siguientes puedes requerir un poco de esfuerzo de tu parte. Después, tu rutina de acondicionamiento será habitual y no implicará una gran lucha mental para continuar con ella. De hecho, te encontrarás interesándote en tus rutinas.

Haz una lista de todos los obstáculos para el ejercicio, con estrategias sobre lo que puedes hacer para superarlos. La excusa número uno que escucho para no hacer ejercicio es, "No tengo tiempo". Tienes diez minutos al día para mejorar tu cuerpo, ¿no es así? Si las largas horas en el trabajo te impiden hacer ejercicio, haz ejercicio en el trabajo. Por ejemplo, camina durante la hora de comida. Mientras esperas esa llamada telefónica importante, haz ejercicios de Pilates en el suelo de la oficina; no sólo tonificarás tu cuerpo, sino que también despejarás tu mente y te ayudará a concentrarte. Si estás en casa y no puedes ir al gimnasio porque no tienes una niñera, no te inquietes. Puedes hacer Pilates rápidamente en casa. Lo único que necesitas es un metro cuadrado de espacio en el suelo. Si abres tu mente y tienes creatividad suficiente, con facilidad encontrarás una solución a todos los obstáculos para hacer ejercicio.

Haz que tu cerebro sea a prueba de excusas. Durante las tres semanas siguientes, si llegas a poner excusas (diciéndote que sólo vas a faltar una vez) recuerda todas las razones por las que comenzaste este programa. Acuérdate de todos los beneficios que obtendrás, como un cuerpo más largo y delgado. Piensa en lo bien que te sentirás. Por último, acuérdate de que todas las sesiones de Pilates pueden mejorar tu ánimo, matar el estrés y eliminar toxinas. Los días en que más sientes que debes faltar a tu rutina, normalmente son los días en que más necesitas Pilates.

Sé amable contigo mismo. Para estar consciente de tus pensamientos negativos, prueba estos ejercicios:

1. Sustituye las palabras que emiten un juicio como *indecisa*, *débil*, o *gorda* con palabras positivas como *valor*, *desafío* o simplemente "Yo puedo". No te califiques como floja o gorda, calificativos que no utilizarías para describir a un amigo.

2. Felicítate por tu dedicación, disciplina y coraje para intentar algo nuevo.

3. Acéptate por mejorar el cuerpo que Dios te dio. Respétate.

Da el 100 por ciento en cada sesión de Pilates, pero no trates de ser perfecto. Tal vez sientas que de vez en cuando no guardas el equilibrio. Quizá sientas que no puedes estirarte por completo en cada movimiento de Pilates. No puedes pedirte más a ti mismo. La perfección no hace la práctica. En vez de ello, la práctica hace la perfección. ¡Si das todo lo que tienes durante veinte o 30 minutos de ejercicio, cosecharás los frutos!

Semana uno: sonríe
Ejercicios regulares

Para volver a dar forma a tu perspectiva mental semana a semana, trata de seguir las siguientes técnicas de pensamiento positivo. Lleva un registro de estos ejercicios en tu diario para un cambio personal en tres semanas que está al final de este programa.

Días uno y dos. Cuando te levantes de la cama, ve al espejo, ve tu reflejo, sonríe y di en voz alta: "Lo valgo". Tal vez te sientas un poco tonta al hacerlo, pero créeme, esas

---

Denise-ología...

"El entusiasmo alimenta al entusiasmo. Sé la persona más entusiasta que ves en todo el día."

simples palabras tienen un poderoso impacto. Cuanto más lo repitas en tu mente, más convencida te sentirás. ¡En realidad lo vales!

Días tres a siete. Sigue el primer ejercicio y llévalo un paso más allá: lleva una sonrisa a dondequiera que vayas. Cada vez que pases por una puerta (ya sea la puerta de la oficina de un compañero de trabajo, la puerta de la guardería de tu hijo o de tu propia casa) pon una sonrisa en tu rostro y di que lo vales. Te sorprenderás de la facilidad con que esa sonrisa y una actitud positiva pueden influir en la forma en que la gente se dirije a ti, así como en tu sentir respecto a ti mismo y a tu vida. ¡Sonríe, te ves maravilloso!

Semana 2: cuenta tus bendiciones

Trabaja en enfocarte en las cosas correctas (lo que tienes para ser grandiosa) y evita enfocarte en lo malo (lo que piensas que tienes para sentirte enojado, triste o frustrado).

Días uno a siete. Cada noche antes de ir a la cama, escribe cinco bendiciones. Así es, cuenta literalmente tus bendiciones. Por ejemplo, yo me siento bendecida por mis dos hermosas hijas, por mi esposo que me apoya, por mi maravillosa familia y amistades y por mi gratificante carrera. Por último, todos los días recuerdo el maravilloso regalo de la vida.

Semana tres: busca mensajes positivos

Esta semana, quiero que empieces a buscar mensajes que se apliquen en tu vida de una manera positiva. Una vez que comiences a prestar atención, te sorprenderá cuántos mensajes positivos encontrarás viniendo de todas partes: libros, revistas e incluso de calcomanías en las defensas de los autos.

Días uno a siete. Busca una ayuda que sea motivo de inspiración. Usa las frases de Denise-ología que encuentran dispersas a lo largo de esta sección como tu ración de inspiración. O ve a la librería y hojea algunos libros de poesía, citas o pensamientos inspiradores. Una vez que encuentres tu herramienta de inspiración, dedica unos minutos cada día para pensar en la forma en que se aplican los mensajes en tu vida.

Toma nota de los mensajes escritos en placas colocadas afuera de las iglesias. No importa cuales sean tus creencias o religión, casi siempre dan una cita o pensamiento interesante. Finalmente, enfócate en las historias positivas que la gente te cuenta. Una vez que empieces a buscar mensajes positivos, encontrarás que en realidad hay más bien que mal en este mundo.

Denise-ología...

"Borra los pensamientos negativos de tu cabeza y pon pensamientos positivos en su lugar."

Tu programa Pilates de tres semanas

Tu programa Pilates de tres semanas

Durante las tres semanas siguientes, vas a practicar Pilates tres veces por semana, lunes, miércoles y viernes, por ejemplo. Realiza los movimientos que se presentan siguiendo el mismo orden en que están numerados, consultando las secuencias de fotografías y las leyendas en las páginas para obtener instrucciones detalladas.

Después de cada sesión de Pilates, presento dos estiramientos de enfriamiento de yoga para ayudarte a estirar los músculos y enfocar mejor la mente. También puedes usar estos estiramientos como una forma de enfriarte después de tu rutina cardiovascular. A fin de estirar por completo cada músculo, realiza cada estiramiento de 20 a 30 segundos. Agrego un consejo útil de Pilates para la semana, que te ayudará a dominar los movimientos y permanecer concentrada y positiva.

Y recuerda: el tiempo mínimo que debes practicar Pilates a fin de entrenar tu cuerpo y obtener resultados es tres días a la semana. Sin embargo, debido a que Pilates da condición al cuerpo con ejercicios suaves, es posible practicar esta disciplina todos los días, si así lo deseas. En lo personal, realizo una sesión de Pilates de

10 a 30 minutos por lo menos tres días a la semana, pero algunas semanas lo hago todos los días.

Cada sugerencia alimenticia de la semana está diseñada para ayudarte a seguir las estrategias y los menús en mi plan alimenticio. Cada caminata de la semana es una muestra de ejercicio cardiovascular si la caminata es el ejercicio de este tipo que prefieres.

Conforme vayas progresando en este cambio, utiliza el diario de 21 días de la página 291 para llevar un registro de tu progreso personal. El diario reúne todos los datos, por lo que te ayuda a supervisar lo que comes todos los días, cuándo realizas tus sesiones de Pilates y ejercicios cardiovasculares y cómo te sientes física y mentalmente.

Después de sólo diez sesiones de Pilates, verás y sentirás una diferencia. Estarás consciente de tus músculos abdominales centrales en tu vida diaria. Te pararás y sentarás con la espalda más erguida. Sentirás como si tuvieras más espacio entre cada vértebra. Sentirás las articulaciones más flexibles. Tendrás más energía. Te verás más alta y delgada. Y te sentirás ágil, tonificada y flexible de pies a cabeza.

Después de seguir este programa durante tres semanas, podrás continuar con las rutinas diseñadas para la tercera semana, o cambiar a cualquiera de las otras que explicamos en este libro. Yo te recomiendo que combines las rutinas dependiendo de tus objetivos personales, tus limitaciones de tiempo y tu concentración cada día. Por ejemplo, los lunes puedes realizar la parte dos del programa Pilates completo. Los miércoles puedes hacer una o dos de las minirrutinas de la parte tres, y los viernes puedes hacer los ejercicios de un día de la tercera semana de este programa de cambio integral.

¡Vamos a empezar!

Semana uno: para empezar

Al iniciar tus ejercicios de Pilates, deberás concentrarte en tu alineación, respiración y postura corporal. Si no puedes hacer todo al mismo tiempo (digamos, combinando la respiración con el movimiento), sólo enfócate en aprender los movimientos. La respiración la aprenderás sin darte cuenta.

Trabaja poco a poco, revisando tu postura y prestando atención a cómo sientes el cuerpo en cada movimiento. Tal vez te sientas extraña; es natural. Tu cuerpo debe realizar todos los movimientos de Pilates antes de que éstos se conviertan en algo normal. Ten en mente que para la semana siguiente te sentirás con mayor coordinación y equlibrio.

Caminata de la semana: deberás calentarte caminando durante cinco minutos a paso regular. Luego, inicia los intervalos: acelera durante un minuto y luego camina cuatro minutos a tu paso normal. (Un segmento es igual a un minuto a un paso más rápido y cuatro minutos a tu paso normal.) Sigue alternando hasta completar cuatro segmentos (en total, veinte minutos de caminata a intervalos). Al terminar los intervalos, camina a paso más lento durante cinco minutos para enfriarte. Realiza estos ejercicios de caminata tres o cuatro veces en la primera semana. Si eliges alguna otra forma de ejercicio cardiovascular, como nadar o andar en bicicleta, simula estos intervalos de ejercicio alternando la misma cantidad de segmentos en que te ejercitas con rapidez y en forma lenta.

Consejo alimenticio de la semana: nunca dejes de desayunar, pues es la comida más importante del día. El desayuno es un combustible que permite a la mente y al cuerpo funcionar durante todo el día. Si no acostumbras desayunar, empieza con un desayuno rápido y frugal esta semana, como un vaso de yogur o un plato de cereal. Te sorprenderá cómo algo tan sencillo te dará energía para practicar Pilates, al tiempo que te impide comer en exceso el resto del día.

Denise-ología...

"Toma un minuto para sentarte y hacer una lista de las cosas que más te gustan de ti. Por ejemplo, tienes una sonrisa bonita, tienes brazos fuertes o eres una gran amiga."

Sesión uno

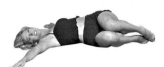

1. Estiramiento para calentar con balanceo de rodillas (p. 48).

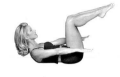

2. Los cien para principiantes (p.56).

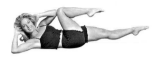

3. Entrecruzado (p.90).

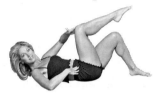

4. Levantar una pierna (p.54).

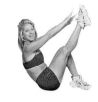

5. Balancín con una pierna (p. 107).

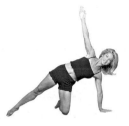

6. Posición en T (p.98).

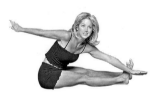

7. La sierra (p. 92).

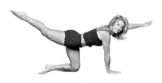

8. Fortalecer la espalda (p. 70).

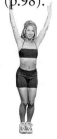

9. Expansión del pecho (p. 123).

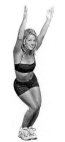

10. Secuencia de la postura sentada (p. 160).

Enfriamiento con yoga

11. Flexión al frente con giro

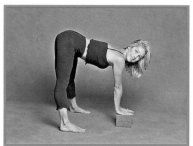

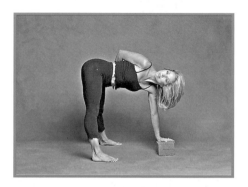

A. Separa los pies a una distancia ligeramente más ancha que la cadera. Contrae el abdomen hacia la columna vertebral y flexiona hacia delante a la altura de la cintura, manteniendo la espalda recta. Si puedes hacerlo con comodidad, coloca las palmas en el suelo. De lo contrario, usa un ladrillo o una pila de libros, como se muestra.

B. Con la cadera fija, apoya el peso de tu cuerpo sobre tu brazo izquierdo y gira hacia la derecha, iniciando el movimiento con la región lumbar. Coloca el brazo derecho atrás sobre la espalda para mantener una postura apropiada. Abre el pecho y respira profundo. Cambia de lado.

12. El águila

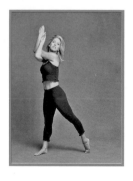

Ponte de pie con los pies abajo de la cadera, el ombligo deberá estar contraído hacia la columna, los hombros hacia abajo y el pecho abierto. Traslada el peso de tu cuerpo sobre el pie derecho y da un paso hacia atrás con el pie izquierdo, utilizando los dedos del pie izquierdo para equilibrarte. No relajes los músculos del abdomen y mantén la cadera levantada. Dobla el brazo izquierdo y coloca el codo frente al esternón con los dedos de la mano apuntando hacia el techo. Pasa el brazo derecho debajo del codo izquierdo y levántalo, como se muestra, de modo que las partes superiores de los antebrazos se toquen. Si puedes, trata de unir las palmas de ambas manos y siente un estiramiento entre los hombros, cómo se abren los músculos de la parte superior de la espalda y libera la tensión entre los hombros. Aplica presión hacia adelante con los codos a fin de que se estire más. Cambia de brazos.

Sesión dos

1. Relajar cuello, hombros y espalda (p. 200).

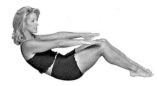

2. Flexión al frente. Preparación (p. 58).

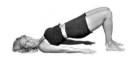

3. El puente. (p. 82)

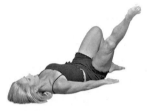

4. Círculos con una pierna para principiantes (p. 61).

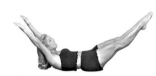

5. Abdominales con ambas piernas (p. 195).

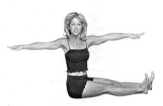

6. Rotación de columna (p. 101).

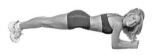

7. Sostenerse bajo (p. 193).

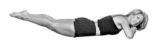

8. Levantar las piernas (p. 94).

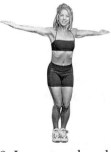

9. Levantar el pecho (p. 124).

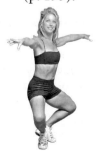

10. *Plié* (p. 156).

Enfriamiento con yoga

Sesión dos—continuación
Enfriamiento con yoga

11. Flexión modificada con silla

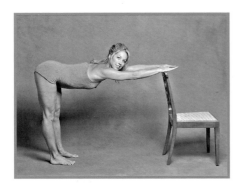

Párate detrás de una silla a un metro o metro y medio de distancia. Estira los brazos sobre la cabeza y flexiona al frente a partir de la cadera, controlando el movimiento hacia delante con la fuerza del abdomen. Coloca las manos en el respaldo de la silla. Si tus pies se encuentran más adelante de la cadera, muévelos hacia atrás. Respira profundamente mientras estiras la espalda hasta la vértebra caudal.

12. Postura de bailarina modificada

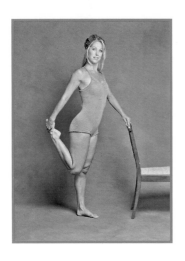

Ponte de pie a medio metro de distancia de una silla. Apoya el peso de tu cuerpo sobre el pie izquierdo. Dobla la rodilla derecha y sube el pie hasta los glúteos. Toma el tobillo derecho con la mano derecha. Contre el abdomen hacia la columna y concéntrate en extender la rodilla derecha hacia abajo, en dirección del piso. Respira profundo mientras relajas el muslo. Repite el ejercicio con la otra pierna.

Sesión tres

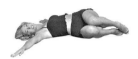

1. Estiramiento para calentar con balanceo de rodillas (p. 48).

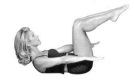

2. Los cien para principiantes (p. 56).

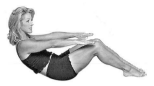

3. Flexión al frente. Preparación (p. 58).

4. Rodar como una pelota (p. 62).

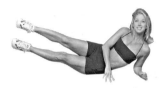

5. Equilibrio lateral (p. 165).

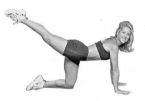

6. Levantar los glúteos (p. 162).

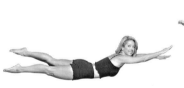

7. Natación (p. 96).

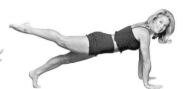

8. Tirante de pierna: adelante (p. 113).

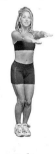

9. Tijeras alternando los brazos (p. 125).

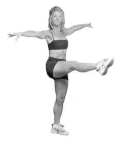

Enfriamiento con yoga

10. Secuencia de extensión de piernas (p. 159).

11. Secuencia de estiramientos para la parte posterior del muslo

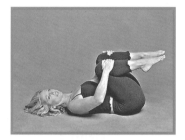

A. Recuéstate y jala suavemente las rodillas hacia el pecho con las manos debajo de las rodillas. Presiona el abdomen.

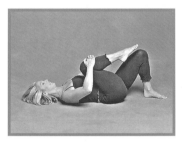

B. Baja los pies. Acerca la rodilla derecha hacia el pecho, sintiendo un estiramiento en la pierna derecha y en los glúteos.

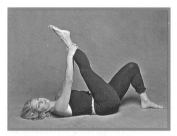

C. Estira la pierna y coloca las manos en la pantorrilla, respira profundo.

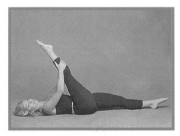

D. Si puedes, estira la pierna izquierda en el piso. Mantén la postura y repite.

12. Estiramiento lateral en espiral

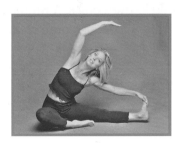

Siéntate con las piernas estiradas. Dobla la rodilla derecha y acerca el pie a la parte interna del muslo izquierdo. Gira el cuerpo de modo que tu pecho quede hacia la rodilla derecha. Flexiona desde la cintura hacia el pie izquierdo, desliza la mano izquierda a lo largo de la pierna izquierda hasta alcanzar los dedos del pie. Sube el brazo derecho sobre la cabeza. Luego cambia de lado.

Semana dos: progreso gradual

Durante la semana uno, empezaste con los ejercicios de Pilates que fortalecen tu centro y estiran todo el cuerpo. En la semana dos, el progreso será gradual. Algunos de los ejercicios harán que subas un nivel, a los movimientos intermedios. Los ejercicios para la parte superior del cuerpo de esta semana incluyen pesas ligeras, de modo que deberás tener a la mano un par de mancuernas. Si no las tienes, también puedes usar botellas de 1 litro llenas de agua. Si todavía consideras que algunos de los movimientos son muy difíciles, no te preocupes. Sólo tienes que modificarlos como se describe en El programa integral de Pilates de la página 75.

Consejo útil de Pilates de la semana: ahora que estás familiarizada con muchos de los movimientos de Pilates, procura coordinarlos con la respiración. Intenta moverte mientras exhalas e inhalas, coordinando tus movimientos con tu respiración. Esto sumará la meditación a la sesión de Pilates, reduciendo el estrés y la tensión.

Caminata de la semana: calienta durante cinco minutos a paso regular. Luego aumenta la velocidad por dos minutos y recupera el paso normal durante tres. Sigue alternando dos minutos a paso más veloz con tres a paso normal, hasta completar cuatro segmentos. (Un segmento es igual a dos minutos a paso rápido más tres minutos a paso normal.) Al final de tus intervalos, camina lentamente durante cinco minutos para enfriarte. Realiza estos ejercicios de caminata tres o cuatro veces esta semana. Si prefieres alguna otra forma de ejercicio cardiovascular, puedes emular este método en intervalos alternando el mismo periodo de segmentos a mayor y menor velocidad. Recuerda que los intervalos constituyen una magnífica forma de hacer trabajar el metabolismo.

Sugerencia alimentaria de la semana: lávate los dientes mental y físicamente después de la cena. Es una imagen sencilla que significa que ya terminaste de comer por la noche. Además, la pasta de dientes altera el sabor de todo lo que comes. A mí me gusta cepillarme los dientes justo después de cenar. De esa manera, ya no como en la noche.

Sesión uno

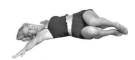

1. Estiramiento para calentar con balanceo de rodillas (p. 48).

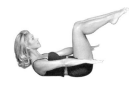

2. Los cien para principiantes (p. 78), haz la mitad con las rodillas flexionadas y la mitad estiradas.

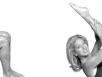

3. El puente (p. 82).

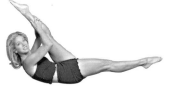

4. Estiramiento, pierna extendida (p. 89).

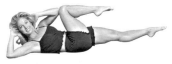

5. Entrecruzado (p. 90).

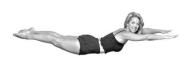

6. Supermán (p. 95).

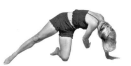

7. Posición en T con giro (p. 99).

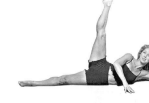

8. Elevación lateral de una pierna, mayor dificultad (p. 102).

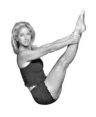

9. Balancín (p. 108).

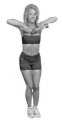

10. El cierre (remar hacia arriba) (p. 175).

Enfriamiento con yoga

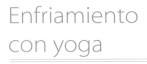

Enfriamiento con yoga

11. Estiramiento lateral

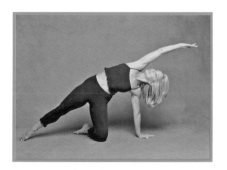

Siéntate con las piernas estiradas. Dobla la rodilla izquierda y acerca el pie a la cara interna del muslo derecho. Jala el brazo derecho por encima de la cabeza mientras inhalas y levanta el cuerpo apoyándolo en la rodilla izquierda. Traslada el peso de tu cuerpo de manera uniforme entre la mano y rodilla izquierdas y el pie derecho. Estira los dedos de la mano derecha y siente un estiramiento desde la cara externa del muslo hasta la punta de los dedos. Repite del otro lado.

12. El Guerrero

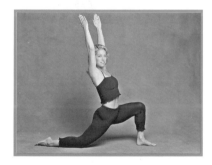

Desde una postura de pie, da un paso grande hacia adelante con la pierna izquierda, flexiona la rodilla izquierda en un ángulo de 90 grados y estira la pierna derecha hacia atrás, permitiendo que la espinilla derecha descanse en el piso, si es posible. Mantén la postura, tratando de que la cadera quede hacia adelante. Deberás sentir el trabajo en los glúteos y la corva del lado izquierdo. Estira a partir del torso, contrae el abdomen hacia la columna y levanta los brazos encima de la cabeza, sintiendo un estiramiento profundo en todo el frente del cuerpo, sobre todo en los músculos flexores de la cadera. Repite del otro lado.

Sesión dos

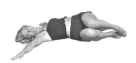

1. Estiramiento para calentar con balanceo de rodillas (p. 48).

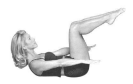

2. Los cien (p. 78). Haz la mitad con las rodillas flexionadas y la mitad estiradas.

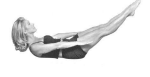

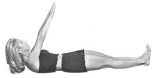

3. Levantar y tocar una pierna (p. 64).

4. Flexión al frente (p. 80).

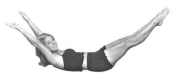

5. Estirar las piernas (p. 88).

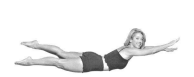

6. Natación (p. 96).

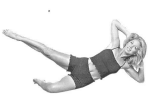

7. De lado: círculos mayor dificultad (p. 103).

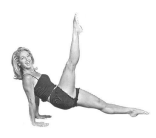

8. Tirante de pierna: atrás (p. 112).

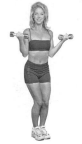

9. Hombre fuerte (p. 176).

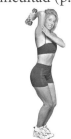

10. Tonificar los tríceps (p. 181).

Enfriamiento con yoga ▷

Enfriamiento con yoga

11. Relajar cuello, hombros y espalda

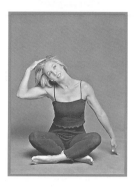 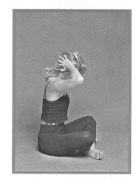 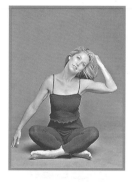

A. Siéntate con las piernas cruzadas. Mantén la espalda erguida, traslada tu peso a la cadera, contrae el abdomen y estírate. Coloca la mano izquierda en el piso. Exhala y baja la oreja derecha hacia el hombro. Usa los dedos para estirar más el cuello.

B. Inhala y gira la cabeza al frente, acercando la barbilla a la parte superior del pecho. Usa los dedos de ambas manos para aumentar el estiramiento en la parte posterior del cuello y los hombros.

C. Exhala y gira la cabeza hacia la izquierda. Coloca la mano derecha en el piso. Usa los dedos de la mano izquierda para aumentar el estiramiento lateral del cuello.

12. Estirar las piernas abiertas

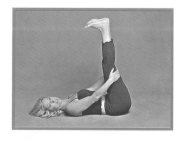

A. Recuéstate boca arriba con las piernas levantadas y extendidas a un ángulo de 90 grados con el torso. Para fortalecer las piernas, empuja los talones hacia el techo, como se muestra.

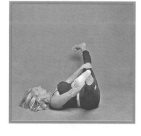

B. Baja lentamente las piernas y extiéndelas de modo que formen una V, con los dedos inclinados hacia el piso.

Este ejercicio es magnífico para la circulación.

Sesión tres

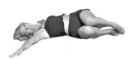

1. Estiramiento para calentar con balanceo de piernas. (p. 48)

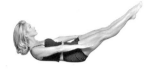

2. Los cien (p. 79).

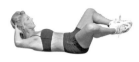

3. La rana (p. 186).

4. Levantar las piernas (p. 187).

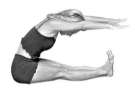

5. Estirar la columna (p. 91).

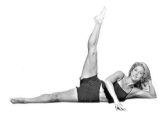

6. Elevación lateral de una pierna, mayor dificultad (p. 102).

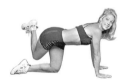

7. Secuencia para reafirmar los glúteos (p. 163).

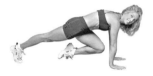

8. La plancha (p. 191).

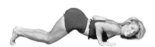

9. Lagartija de Pilates (p. 115).

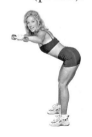

10. La catarina (p. 179).

Enfriamiento con yoga

Enfriamiento con yoga

11 Estirarse como un gato

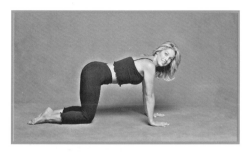

A. Colócate sobre las rodillas y las manos con éstas últimas debajo de los hombros y las rodillas abajo de la cadera. Aprieta el abdomen contra la columna.

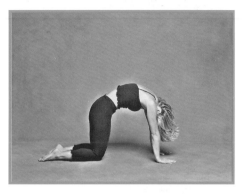

B. Exhala al mismo tiempo que comprimes los músculos abdominales y te arqueas aún más, contraes hacia abajo los huesos de la cadera y formas una "C" con la columna.

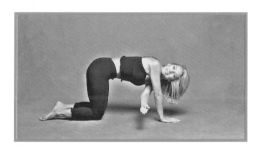

C. Regresa la columna a su posición recta. Inhala mientras pasas el brazo izquierdo extendido debajo del cuerpo hacia la derecha, sintiendo un estiramiento agradable a lo largo del costado izquierdo. Regresa la mano izquierda al piso y repite con el brazo derecho.

Denise-ología...

"La comida no es el enemigo, quedarse sentada sí lo es."

12. Relajación total de la espalda

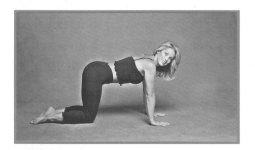

A. Apóyate sobre las manos y las rodillas, con los músculos abdominales contraídos y la espalda recta. Las manos deben estar directamente debajo de los hombros y las rodillas abajo de la cadera, con el empeine de los pies sobre el piso.

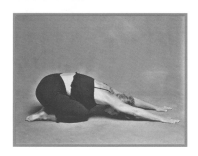

B. Desde el abdomen, mueve la cadera hacia atrás, apoyando los glúteos sobre los talones y el abdomen sobre los muslos. Mantén las manos firmes en su posición durante el movimiento. Respira profundo tres veces y relájate.

Semana tres: siente la diferencia

¡Ánimo, lo estás haciendo muy bien! ¡Esta semana empezarás a ver y sentir la diferencia! Tu postura mejora, los músculos abdominales están más fuertes y tus brazos y piernas están más firmes.

La rutina de esta semana aumenta una vez más el nivel de dificultad. Trata de hacer todos los ejercicios de Pilates sugeridos. Si algunos de ellos están fuera de tu capacidad por el momento, realiza la versión básica del ejercicio que se muestra en El programa Pilates para principiantes y evita los movimientos marcados como "mayor dificultad" en El programa integral de Pilates. Sin importar el nivel de esfuerzo que elijas, vas a tonificar ese músculo o grupo de músculos en particular.

Los ejercicios de Pilates son muy fluidos, de modo que tómate tu tiempo. No se trata de una competencia. Es una forma gradual de progresar y desafiar a tu cuerpo. Las tres rutinas diferentes en la semana 3 son algunas de las versiones avanzadas en Pilates. Hazlas lo mejor que puedas y siempre realiza un esfuerzo del 110 por ciento.

Consejo útil de Pilates de la semana: antes de que te des cuenta, la gente empezará a preguntarte cuál es tu secreto para tener tanta energía y permanecer tan tranquila y con la mente tan clara. Antes de practicar, respira profundo y exhala con un suspiro, liberando todo lo que tengas en la mente. Observa dónde está tu mente mientras te mueves. Escucha a tu cuerpo con atención. ¿Qué te dice hoy?

Ten ocupada la mente mientras haces ejercicio. Trata de no permitirte pensar en el trabajo ni en las responsabilidades de la vida diaria. Éste es el momento de simplemente ser. Concéntrate en tu interior, en tu respiración, tus músculos, tu alineación, tu cuerpo. Esta concentración en el interior te permitirá sentirte renovada, tranquila y rejuvenecida después de tu rutina. Trata de permanecer calmada todo el día, siendo la paz en la tormenta de la vida diaria de todos los demás.

Caminata de la semana: calienta durante cinco minutos a paso regular. Aumenta la velocidad por tres minutos, y luego recupérate durante dos caminando a paso normal. (Un segmento es igual a tres minutos a paso más rápido y dos a paso normal.) Sigue alternando tres minutos a paso más veloz con dos a paso regular, hasta completar cuatro segmentos. Al final de tus intervalos, camina durante cinco minutos para enfriarte. Realiza este ejercicio de caminata de 30 minutos tres o cuatro veces en esta semana. Si prefieres alguna otra forma de ejercicio cardiovascular, puedes adaptar esta rutina alternando la misma cantidad de segmentos a velocidad alta y baja.

Sugerencia alimentaria de la semana: una forma sencilla de mejorar tu dieta es comer frutas enteras en lugar de beber su jugo. Por ejemplo, comer una naranja o una toronja y no sólo beber su jugo te permite consumir fibra adicional, que evita enfermedades cardiacas y te ayuda a sentirte satisfecha, de modo que estarás menos propensa a comer en exceso. Comer una pieza de fruta también requiere de más tiempo que beber un vaso de jugo, de modo que te sentirás más satisfecha al terminar.

Sesión uno

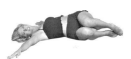

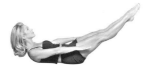

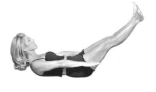

1. Estiramiento para calentar con balanceo de rodillas (p. 48).

2. Los cien. Haz la mitad con los dedos de los pies en punta y la mitad con los dedos hacia arriba (p. 79).

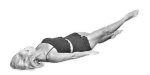

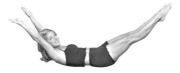

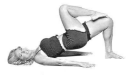

3. Círculos con una pierna, mayor dificultad (p. 85).

4. Estirar las piernas (p. 88).

5. El puente, mayor dificultad (p. 83).

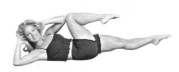

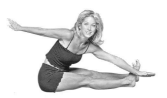

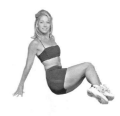

6. Entrecruzado (p. 90).

7. La sierra (p. 92).

8. El can-can (p. 189).

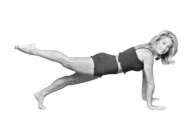

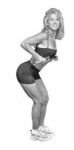

9. Tirante de pierna: adelante (p. 113).

10. Remar con ambos brazos (p. 182).

Enfriamiento con yoga

Enfriamiento con yoga

11. Estirar pies, tobillos y piernas

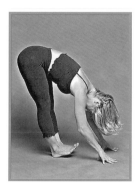

A. Empieza en posición de flexión al frente, con las manos apoyadas en el piso para equilibrarte. Columpia el cuerpo y apoya tu peso en los talones. Levanta los dedos del pie, estirando los tobillos, talones y el tendón de Aquiles.

B. Ajusta el peso de tu cuerpo apoyándolo hacia adelante sobre el metatarso y levantando los tobillos. Siente el estiramiento en las pantorrillas y en el empiene.

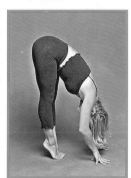

12. Círculos con la cadera

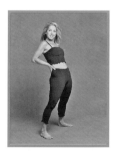

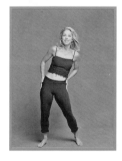

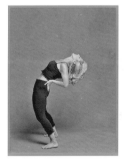

A. Ponte de pie con los pies ligeramente más separados que el ancho de la cadera. Contrae los músculos abdominales y coloca las manos a lo largo de la región lumbar. Jala hacia adelante la parte inferior del torso.

B. Mueve la cadera hacia la derecha, sintiendo un estiramiento a lo largo del costado derecho de la cadera y la cintura. Sigue moviendo la cadera hasta dar un giro completo. Luego, invierte la dirección.

C. Ahora, con la cadera hacia adelante, flexiona ligeramente hacia atrás. Asegúrate de estirar la columna y apretar los glúteos para no lastimarte la espalda. Asimismo, contrae los músculos abdominales.

Sesión dos

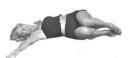

1. Estiramiento para calentar con balanceo de rodillas (p. 48).

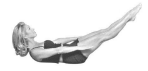

2. Los cien (p. 79). Haz la mitad con los dedos del pie en punta y la otra con los dedos hacia arriba.

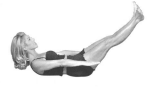

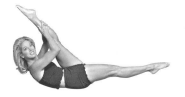

3. Flexión al frente (p. 80).

4. Estiraramiento: pierna extendida (p. 89).

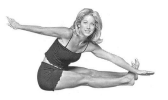

5. La sierra (p. 92).

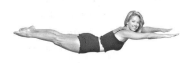

6. Supermán (p. 95).

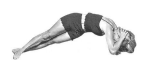

7. Fortalecer los oblicuos (p. 194).

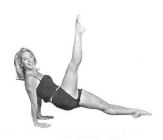

8. Tirante de la pierna: atrás (p. 112).

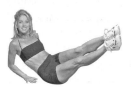

9. Extensión del can-can (p. 190).

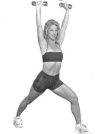

10. Presión por encima de la cabeza (p. 171).

Enfriamiento con yoga →

DENISE AUSTIN

11. Flexión en A con pierna extendida

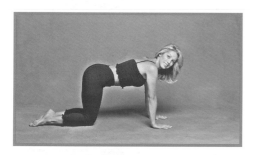

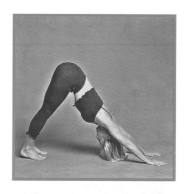

A. Apóyate en el piso con las manos debajo de los hombros y las rodillas justo abajo de las caderas. Contrae los músculos abdominales hacia la columna mientras exhalas, jalas el cuerpo hacia atrás apoyándote en las palmas, y acercas los glúteos a los talones.

B. Apoya los metatarsos en el piso y, con el abdomen apretado, inhala y levante el coxis hacia el techo, como se muestra. Con el tiempo, querrás bajar los talones hasta tocar el piso. Si todavía no tienes la flexibilidad suficiente para hacerlo, empieza con las rodillas ligeramente flexionadas, concentrándote en elevar el coxis hacia el techo y presiona los músculos abdominales contra la columna vertebral. Procura estirar las piernas poco a poco.

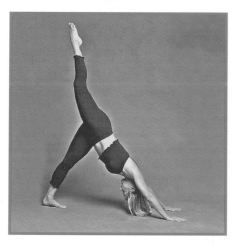

C. Cuando puedas bajar los talones cerca del piso sin perder la concentración en el abdomen ni la espalda, apoya el peso de tu cuerpo en el pie izquierdo y, mientras mantienes el nivel de la cadera, levanta la pierna derecha, como se muestra. Al principio, tal vez no puedas estirar por completo la pierna derecha. No te preocupes. Permite que la pantorrilla se estire mientras te concentras en mantener el abdomen contraído hacia la columna y el nivel de la cadera. Visualiza que bajas y jalas hacia adelante el hueso derecho de la cadera, mientras empujas el hueso izquierdo hacia atrás y arriba. Respira profundo tres veces y cambia de pierna. Ahora, regresa a la posición de flexión en A con las dos piernas juntas y luego relájate.

12. La Sirena

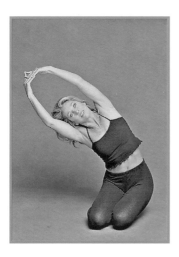

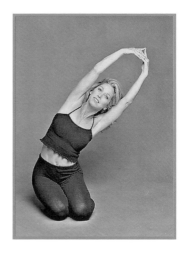

A. Arrodíllate con los talones debajo de los glúteos. Estira la columna levantando la cabeza y presionando hacia abajo hasta el coxis. Comprime los músculos abdominales contra la columna. Levanta ambos brazos encima de la cabeza y junta los dedos de las manos. Inclina los brazos y el torso hacia la derecha, sintiendo el estiramiento a lo largo del costado izquierdo de tu cuerpo.

B. Inhala en tanto regresas al centro y exhala al mismo tiempo que te inclinas hacia la izquierda, sintiendo el estiramiento a lo largo del costado derecho del cuerpo.

Sesión tres

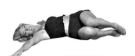

1. Estiramiento para calentar con balanceo de rodillas (p. 48).

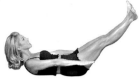

2. Los cien (p. 79).

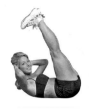

3. Levantar las piernas (p. 187).

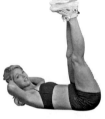

4. El sacacorchos (p. 188).

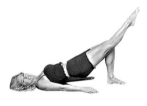

5. El puente, mayor dificultad (p. 83).

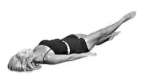

6. Círculos con una pierna, mayor dificultad (p. 85).

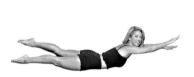

7. Natación (p. 96).

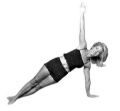

8. Posición en T avanzada, aún mayor dificultad (p. 100).

9. Balancín, mayor dificultad (p. 109).

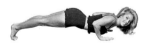

10. Lagartija de Pilates, mayor dificultad (p. 116).

Enfriamiento con yoga

11. Estiramiento de la parte posterior del muslo y la espalda

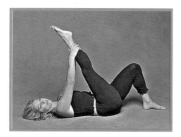

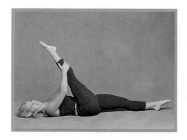

A. Recuéstate boca arriba y jala las rodillas con suavidad hacia tu pecho. Comprime la parte baja del abdomen contra la columna. Baja los pies al piso. Sube la rodilla derecha hacia el pecho. Estira la pierna derecha, y usa las manos en la pantorrilla para aumentar el estiramiento, respira profundo.

B. Si puedes, estira la pierna izquierda sobre el piso. Repite con el otro lado.

12. Triángulo

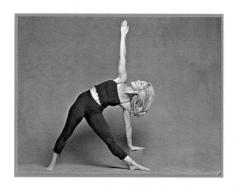

Párate con los pies formando un ángulo abierto, en forma de V. Gira hacia fuera el pie izquierdo de modo que el talón izquierdo quede frente al tobillo derecho. Voltea el talón derecho ligeramente hacia fuera. Alinea la cadera y contrae los músculos abdominales hacia la columna. Extiende ambos brazos hacia los lados y estírate hasta la parte superior de la cabeza. Aplica presión en la mano izquierda en tanto mueves todo el torso a la izquierda. Baja la mano izquierda hacia el piso. Con el tiempo, querrás alcanzar el suelo frente a tu pie izquierdo, pero si no tienes el equilibrio, la fuerza ni la flexibilidad suficientes, puedes apoyarte en la pantorrilla. Sube el pecho hacia el techo. Siente un estiramiento profundo a lo largo del cuerpo. Siente abiertos la cadera y el pecho. Repite del otro lado.

Tu diario personal para un cambio en tres semanas

Tu diario personal para un cambio en tres semanas

Diseñé el entrenamiento corporal integral de tres semanas para simplificar tu vida. Plantea todo lo que necesitas: estrategias alimenticias, planes de menús, rutinas de ejercicios y sugerencias semana a semana para un pensamiento positivo. Utiliza el diario de las siguientes páginas para llevar un seguimiento de su progreso. El diario te brinda un espacio para que sigas cada elemento de tu cambio: alimentación, sesiones de Pilates, ejercicios cardiovasculares, pensamiento positivo y los resultados que ves y sientes.

Para el plan alimenticio, marca el número total de porciones de alimentos para el nivel de calorías que decidiste seguir. Para los días que no programaste ejercicios de Pilates o cardiovasculares, deja esas secciones en blanco. Escribe sobre tus ejercicios diarios de pensamiento positivo y observa los resultados que sientas a partir del cambio en los espacios proporcionados.

Llena tu diario cada noche antes de dormir y asegúrate de tener suficiente tiempo para planear el siguiente día. Si quieres continuar después de las tres semanas, fotocopia la última página.

Día 1   Mi plan alimenticio

Los alimentos más saludables
que elegí hoy:

Alimento	Porciones diarias		

Frutas y verduras	1 350 calorías	1 600 calorías	2 200 calorías
	1 2 3 4 5	6 7	8 9

Granos enteros	1 350 y 1 600 calorías		2 200 calorías
	1 2 3 4 5 6		7 8 9

Almidón	1 350 calorías	1 600 calorías	2 200 calorías
	1	2	3

Proteína	Todos	1	2

Lácteos	Todos	1	2

Grasa	1 350 calorías	1 600 calorías	2 200 calorías
	1 2 3 4	5 6	7 8

Agua	Todos	1 2 3 4 5 6 7 8	

Cómo puedo
mejorar mañana:

Pilates

Hoy hice mi sesión de Pilates: _____

Hice estiramientos de calentamiento y enfriamiento: _____

Ejercicio cardiovascular

Tipo de ejercicio cardiovascular que hice hoy: _____

Minutos de ejercicio: _____ Día de mi siguiente sesión: _____

Pensamiento positivo

Ejercicio de pensamiento positivo que hice hoy: _____

Cómo me sentí respecto a mí misma hoy: _____

Cómo me puedo sentir mejor mañana: _____

Resultados

Cambios que veo hasta ahora (alargamiento, tonificación, etc.): _____

Cambios que siento a la fecha (fortalecimiento, niveles de energía,
actitud mental, etc.): _____

Otros progresos: _____

Día 2 Mi plan alimenticio

Alimento	Porciones diarias		
Frutas y verduras	1 350 calorías	1 600 calorías	2 200 calorías
	1 2 3 4 5	6 7	8 9
Granos enteros	1 350 y 1 600 calorías		2 200 calorías
	1 2 3 4 5 6		7 8 9
Almidón	1 350 calorías	1 600 calorías	2 200 calorías
	1	2	3
Proteína	Todos	1	2
Lácteos	Todos	1	2
Grasa	1 350 calorías	1 600 calorías	2 200 calorías
	1 2 3 4	5 6	7 8
Agua	Todos	1 2 3 4 5 6 7 8	

Cómo puedo
mejorar mañana:

Pilates
Hoy hice mi sesión de Pilates: _____
Hice estiramientos de calentamiento y enfriamiento: _____

Ejercicio cardiovascular
Tipo de ejercicio cardiovascular que hice hoy: _____
Minutos de ejercicio: _____ Día de mi siguiente sesión: _____

Pensamiento positivo
Ejercicio de pensamiento positivo que hice hoy: _____
Cómo me sentí respecto a mí misma hoy: _____
Cómo me puedo sentir mejor mañana: _____

Resultados
Cambios que veo hasta ahora (alargamiento, tonificación, etc.): _____
_____
Cambios que siento a la fecha (fortalecimiento, niveles de energía,
actitud mental, etc.): _____
_____
Otros progresos: _____

Día 3   Mi plan alimenticio

Los alimentos más saludables
que elegí hoy:

Alimento	Porciones diarias		
Frutas y verduras	1 350 calorías	1 600 calorías	2 200 calorías
	1 2 3 4 5	6 7	8 9
Granos enteros	1 350 y 1 600 calorías		2 200 calorías
	1 2 3 4 5 6		7 8 9
Almidón	1 350 calorías	1 600 calorías	2 200 calorías
	1	2	3
Proteína	Todos	1	2
Lácteos	Todos	1	2
Grasa	1 350 calorías	1 600 calorías	2 200 calorías
	1 2 3 4	5 6	7 8
Agua	Todos	1 2 3 4 5 6 7 8	

Cómo puedo
mejorar mañana:

Pilates

Hoy hice mi sesión de Pilates: _____

Hice estiramientos de calentamiento y enfriamiento: _____

Ejercicio cardiovascular

Tipo de ejercicio cardiovascular que hice hoy: _____

Minutos de ejercicio: _____ Día de mi siguiente sesión: _____

Pensamiento positivo

Ejercicio de pensamiento positivo que hice hoy: _____

Cómo me sentí respecto a mí misma hoy: _____

Cómo me puedo sentir mejor mañana: _____

Resultados

Cambios que veo hasta ahora (alargamiento, tonificación, etc.): _____

_____

Cambios que siento a la fecha (fortalecimiento, niveles de energía,
actitud mental, etc.): _____

_____

Otros progresos: _____

Día de la semana y fecha _____

Día 4 Mi plan alimenticio

Alimento	Porciones diarias		
Frutas y verduras	1 350 calorías	1 600 calorías	2 200 calorías
	1 2 3 4 5	6 7	8 9
Granos enteros	1 350 y 1 600 calorías		2 200 calorías
	1 2 3 4 5 6		7 8 9
Almidón	1 350 calorías	1 600 calorías	2 200 calorías
	1	2	3
Proteína	Todos	1	2
Lácteos	Todos	1	2
Grasa	1 350 calorías	1 600 calorías	2 200 calorías
	1 2 3 4	5 6	7 8
Agua	Todos	1 2 3 4 5 6 7 8	

Los alimentos más saludables que elegí hoy:

Cómo puedo mejorar mañana:

Pilates
Hoy hice mi sesión de Pilates: _____
Hice estiramientos de calentamiento y enfriamiento: _____

Ejercicio cardiovascular
Tipo de ejercicio cardiovascular que hice hoy: _____
Minutos de ejercicio: _____ Día de mi siguiente sesión: _____

Pensamiento positivo
Ejercicio de pensamiento positivo que hice hoy: _____
Cómo me sentí respecto a mí misma hoy: _____
Cómo me puedo sentir mejor mañana: _____

Resultados
Cambios que veo hasta ahora (alargamiento, tonificación, etc.): _____

Cambios que siento a la fecha (fortalecimiento, niveles de energía, actitud mental, etc.): _____

Otros progresos: _____

Día 5   Mi plan alimenticio

Alimento	Porciones diarias		
Frutas y verduras	1 350 calorías	1 600 calorías	2 200 calorías
	1 2 3 4 5	**6 7**	**8 9**
Granos enteros	1 350 y 1 600 calorías		2 200 calorías
	1 2 3 4 5 6		**7 8 9**
Almidón	1 350 calorías	1 600 calorías	2 200 calorías
	1	**2**	**3**
Proteína	Todos	**1**	**2**
Lácteos	Todos	**1**	**2**
Grasa	1 350 calorías	1 600 calorías	2 200 calorías
	1 2 3 4	**5 6**	**7 8**
Agua	Todos	**1 2 3 4 5 6 7 8**		

Los alimentos más saludables
que elegí hoy:

Cómo puedo
mejorar mañana:

Pilates

Hoy hice mi sesión de Pilates: _____

Hice estiramientos de calentamiento y enfriamiento: _____

Ejercicio cardiovascular

Tipo de ejercicio cardiovascular que hice hoy: _____

Minutos de ejercicio: _____   Día de mi siguiente sesión: _____

Pensamiento positivo

Ejercicio de pensamiento positivo que hice hoy: _____

Cómo me sentí respecto a mí misma hoy: _____

Cómo me puedo sentir mejor mañana: _____

Resultados

Cambios que veo hasta ahora (alargamiento, tonificación, etc.): _____

Cambios que siento a la fecha (fortalecimiento, niveles de energía,
actitud mental, etc.): _____

Otros progresos: _____

Día 6   Mi plan alimenticio

Alimento	Porciones diarias		
Frutas y verduras	1 350 calorías	1 600 calorías	2 200 calorías
	1 2 3 4 5	6 7	8 9
Granos enteros	1 350 y 1 600 calorías		2 200 calorías
	1 2 3 4 5 6		7 8 9
Almidón	1 350 calorías	1 600 calorías	2 200 calorías
	1	2	3
Proteína	Todos	1	2
Lácteos	Todos	1	2
Grasa	1 350 calorías	1 600 calorías	2 200 calorías
	1 2 3 4	5 6	7 8
Agua	Todos	1 2 3 4 5 6 7 8	

Los alimentos más saludables
que elegí hoy:

Cómo puedo
mejorar mañana:

Pilates

Hoy hice mi sesión de Pilates: _____
Hice estiramientos de calentamiento y enfriamiento: _____

Ejercicio cardiovascular

Tipo de ejercicio cardiovascular que hice hoy: _____
Minutos de ejercicio: _____ Día de mi siguiente sesión: _____

Pensamiento positivo

Ejercicio de pensamiento positivo que hice hoy: _____
Cómo me sentí respecto a mí misma hoy: _____
Cómo me puedo sentir mejor mañana: _____

Resultados

Cambios que veo hasta ahora (alargamiento, tonificación, etc.): _____

Cambios que siento a la fecha (fortalecimiento, niveles de energía,
actitud mental, etc.): _____

Otros progresos: _____

Día 7   Mi plan alimenticio

Los alimentos más saludables
que elegí hoy:

Alimento	Porciones diarias		
Frutas y verduras	1 350 calorías	1 600 calorías	2 200 calorías
	1 2 3 4 5	6 7	8 9
Granos enteros	1 350 y 1 600 calorías		2 200 calorías
	1 2 3 4 5 6		7 8 9
Almidón	1 350 calorías	1 600 calorías	2 200 calorías
	1	2	3
Proteína	Todos	1	2
Lácteos	Todos	1	2
Grasa	1 350 calorías	1 600 calorías	2 200 calorías
	1 2 3 4	5 6	7 8
Agua	Todos	1 2 3 4 5 6 7 8	

Cómo puedo
mejorar mañana:

Pilates
Hoy hice mi sesión de Pilates: _____
Hice estiramientos de calentamiento y enfriamiento: _____

Ejercicio cardiovascular
Tipo de ejercicio cardiovascular que hice hoy: _____
Minutos de ejercicio: _____ Día de mi siguiente sesión: _____

Pensamiento positivo
Ejercicio de pensamiento positivo que hice hoy: _____
Cómo me sentí respecto a mí misma hoy: _____
Cómo me puedo sentir mejor mañana: _____

Resultados
Cambios que veo hasta ahora (alargamiento, tonificación, etc.): _____
_____
Cambios que siento a la fecha (fortalecimiento, niveles de energía,
actitud mental, etc.): _____
_____
Otros progresos: _____
_____

Día 8   Mi plan alimenticio

Alimento	Porciones diarias		
Frutas y verduras	1 350 calorías	1 600 calorías	2 200 calorías
	1 2 3 4 5	**6 7**	**8 9**
Granos enteros	1 350 y 1 600 calorías		2 200 calorías
	1 2 3 4 5 6		**7 8 9**
Almidón	1 350 calorías	1 600 calorías	2 200 calorías
	1	**2**	**3**
Proteína	Todos	**1**	**2**
Lácteos	Todos	**1**	**2**
Grasa	1 350 calorías	1 600 calorías	2 200 calorías
	1 2 3 4	**5 6**	**7 8**
Agua	Todos	**1 2 3 4 5 6 7 8**		

Los alimentos más saludables que elegí hoy:

Cómo puedo mejorar mañana:

Pilates

Hoy hice mi sesión de Pilates: _____

Hice estiramientos de calentamiento y enfriamiento: _____

Ejercicio cardiovascular

Tipo de ejercicio cardiovascular que hice hoy: _____

Minutos de ejercicio: _____ Día de mi siguiente sesión: _____

Pensamiento positivo

Ejercicio de pensamiento positivo que hice hoy: _____

Cómo me sentí respecto a mí misma hoy: _____

Cómo me puedo sentir mejor mañana: _____

Resultados

Cambios que veo hasta ahora (alargamiento, tonificación, etc.): _____

Cambios que siento a la fecha (fortalecimiento, niveles de energía, actitud mental, etc.): _____

Otros progresos: _____

Día 9   Mi plan alimenticio

Los alimentos más saludables que elegí hoy:

Alimento		Porciones diarias	
Frutas y verduras	1 350 calorías	1 600 calorías	2 200 calorías
	1 2 3 4 5	**6 7**	**8 9**
Granos enteros	1 350 y 1 600 calorías		2 200 calorías
	1 2 3 4 5 6		**7 8 9**
Almidón	1 350 calorías	1 600 calorías	2 200 calorías
	1	**2**	**3**
Proteína	Todos	**1**	**2**
Lácteos	Todos	**1**	**2**
Grasa	1 350 calorías	1 600 calorías	2 200 calorías
	1 2 3 4	**5 6**	**7 8**
Agua	Todos	**1 2 3 4 5 6 7 8**	

Cómo puedo mejorar mañana:

Pilates

Hoy hice mi sesión de Pilates: _____

Hice estiramientos de calentamiento y enfriamiento: _____

Ejercicio cardiovascular

Tipo de ejercicio cardiovascular que hice hoy: _____

Minutos de ejercicio: _____   Día de mi siguiente sesión: _____

Pensamiento positivo

Ejercicio de pensamiento positivo que hice hoy: _____

Cómo me sentí respecto a mí misma hoy: _____

Cómo me puedo sentir mejor mañana: _____

Resultados

Cambios que veo hasta ahora (alargamiento, tonificación, etc.): _____

Cambios que siento a la fecha (fortalecimiento, niveles de energía,
actitud mental, etc.): _____

Otros progresos: _____

Día 10   Mi plan alimenticio

Alimento	Porciones diarias		
Frutas y verduras	1 350 calorías	1 600 calorías	2 200 calorías
	1 2 3 4 5	6 7	8 9
Granos enteros	1 350 y 1 600 calorías		2 200 calorías
	1 2 3 4 5 6		7 8 9
Almidón	1 350 calorías	1 600 calorías	2 200 calorías
	1	2	3
Proteína	Todos	1	2
Lácteos	Todos	1	2
Grasa	1 350 calorías	1 600 calorías	2 200 calorías
	1 2 3 4	5 6	7 8
Agua	Todos	1 2 3 4 5 6 7 8	

Los alimentos más saludables
que elegí hoy:

Cómo puedo
mejorar mañana:

Pilates

    Hoy hice mi sesión de Pilates: _____

    Hice estiramientos de calentamiento y enfriamiento: _____

Ejercicio cardiovascular

Tipo de ejercicio cardiovascular que hice hoy: _____

Minutos de ejercicio: _____ Día de mi siguiente sesión: _____

Pensamiento positivo

Ejercicio de pensamiento positivo que hice hoy: _____

Cómo me sentí respecto a mí misma hoy: _____

Cómo me puedo sentir mejor mañana: _____

Resultados

Cambios que veo hasta ahora (alargamiento, tonificación, etc.): _____

Cambios que siento a la fecha (fortalecimiento, niveles de energía,
actitud mental, etc.): _____

Otros progresos: _____

Día 11   Mi plan alimenticio

Alimento	Porciones diarias		
Frutas y verduras	1 350 calorías	1 600 calorías	2 200 calorías
	1 2 3 4 5	6 7	8 9
Granos enteros	1 350 y 1 600 calorías		2 200 calorías
	1 2 3 4 5 6		7 8 9
Almidón	1 350 calorías	1 600 calorías	2 200 calorías
	1	2	3
Proteína	Todos	1	2
Lácteos	Todos	1	2
Grasa	1 350 calorías	1 600 calorías	2 200 calorías
	1 2 3 4	5 6	7 8
Agua	Todos	1 2 3 4 5 6 7 8	

Los alimentos más saludables
que elegí hoy:

Cómo puedo
mejorar mañana:

Pilates

Hoy hice mi sesión de Pilates: _____

Hice estiramientos de calentamiento y enfriamiento: _____

Ejercicio cardiovascular

Tipo de ejercicio cardiovascular que hice hoy: _____

Minutos de ejercicio: _____ Día de mi siguiente sesión: _____

Pensamiento positivo

Ejercicio de pensamiento positivo que hice hoy: _____

Cómo me sentí respecto a mí misma hoy: _____

Cómo me puedo sentir mejor mañana: _____

Resultados

Cambios que veo hasta ahora (alargamiento, tonificación, etc.): _____

Cambios que siento a la fecha (fortalecimiento, niveles de energía,
actitud mental, etc.): _____

Otros progresos: _____

Día 12   Mi plan alimenticio

Alimento	Porciones diarias		
Frutas y verduras	1 350 calorías	1 600 calorías	2 200 calorías
	1 2 3 4 5	**6 7**	**8 9**
Granos enteros	1 350 y 1 600 calorías		2 200 calorías
	1 2 3 4 5 6		**7 8 9**
Almidón	1 350 calorías	1 600 calorías	2 200 calorías
	1	**2**	**3**
Proteína	Todos	**1**	**2**
Lácteos	Todos	**1**	**2**
Grasa	1 350 calorías	1 600 calorías	2 200 calorías
	1 2 3 4	**5 6**	**7 8**
Agua	Todos	**1 2 3 4 5 6 7 8**	

Los alimentos más saludables que elegí hoy:

Cómo puedo mejorar mañana:

Pilates

Hoy hice mi sesión de Pilates: _____
Hice estiramientos de calentamiento y enfriamiento: _____

Ejercicio cardiovascular

Tipo de ejercicio cardiovascular que hice hoy: _____
Minutos de ejercicio: _____ Día de mi siguiente sesión: _____

Pensamiento positivo

Ejercicio de pensamiento positivo que hice hoy: _____
Cómo me sentí respecto a mí misma hoy: _____
Cómo me puedo sentir mejor mañana: _____

Resultados

Cambios que veo hasta ahora (alargamiento, tonificación, etc.): _____

Cambios que siento a la fecha (fortalecimiento, niveles de energía,
actitud mental, etc.): _____

Otros progresos: _____

Día 13   Mi plan alimenticio

Alimento	Porciones diarias		
Frutas y verduras	1 350 calorías	1 600 calorías	2 200 calorías
	1 2 3 4 5	6 7	8 9
Granos enteros	1 350 y 1 600 calorías		2 200 calorías
	1 2 3 4 5 6		7 8 9
Almidón	1 350 calorías	1 600 calorías	2 200 calorías
	1	2	3
Proteína	Todos	1	2
Lácteos	Todos	1	2
Grasa	1 350 calorías	1 600 calorías	2 200 calorías
	1 2 3 4	5 6	7 8
Agua	Todos	1 2 3 4 5 6 7 8		

Los alimentos más saludables que elegí hoy:

Cómo puedo mejorar mañana:

Pilates

Hoy hice mi sesión de Pilates: _____

Hice estiramientos de calentamiento y enfriamiento: _____

Ejercicio cardiovascular

Tipo de ejercicio cardiovascular que hice hoy: _____

Minutos de ejercicio: _____ Día de mi siguiente sesión: _____

Pensamiento positivo

Ejercicio de pensamiento positivo que hice hoy: _____

Cómo me sentí respecto a mí misma hoy: _____

Cómo me puedo sentir mejor mañana: _____

Resultados

Cambios que veo hasta ahora (alargamiento, tonificación, etc.): _____

Cambios que siento a la fecha (fortalecimiento, niveles de energía, actitud mental, etc.): _____

Otros progresos: _____

Día 14   Mi plan alimenticio

Alimento		Porciones diarias	

Frutas y verduras — 1 350 calorías   1 600 calorías   2 200 calorías

1 2 3 4 5	6 7	8 9

Granos enteros — 1 350 y 1 600 calorías   2 200 calorías

1 2 3 4 5 6	7 8 9

Almidón — 1 350 calorías   1 600 calorías   2 200 calorías

1	2	3

Proteína — Todos | 1 | 2 |

Lácteos — Todos | 1 | 2 |

Grasa — 1 350 calorías   1 600 calorías   2 200 calorías

1 2 3 4	5 6	7 8

Agua — Todos | 1 2 3 4 5 6 7 8 |

Los alimentos más saludables que elegí hoy:

Cómo puedo mejorar mañana:

Pilates

Hoy hice mi sesión de Pilates: _____

Hice estiramientos de calentamiento y enfriamiento: _____

Ejercicio cardiovascular

Tipo de ejercicio cardiovascular que hice hoy: _____

Minutos de ejercicio: _____   Día de mi siguiente sesión: _____

Pensamiento positivo

Ejercicio de pensamiento positivo que hice hoy: _____

Cómo me sentí respecto a mí misma hoy: _____

Cómo me puedo sentir mejor mañana: _____

Resultados

Cambios que veo hasta ahora (alargamiento, tonificación, etc.): _____

Cambios que siento a la fecha (fortalecimiento, niveles de energía, actitud mental, etc.): _____

Otros progresos: _____

Día 15   Mi plan alimenticio

Los alimentos más saludables
que elegí hoy:

Alimento	Porciones diarias		
Frutas y verduras	1 350 calorías	1 600 calorías	2 200 calorías
	1 2 3 4 5	6 7	8 9
Granos enteros	1 350 y 1 600 calorías		2 200 calorías
	1 2 3 4 5 6		7 8 9
Almidón	1 350 calorías	1 600 calorías	2 200 calorías
	1	2	3
Proteína	Todos	1	2
Lácteos	Todos	1	2
Grasa	1 350 calorías	1 600 calorías	2 200 calorías
	1 2 3 4	5 6	7 8
Agua	Todos	1 2 3 4 5 6 7 8		

Cómo puedo
mejorar mañana:

Pilates

Hoy hice mi sesión de Pilates: _____

Hice estiramientos de calentamiento y enfriamiento: _____

Ejercicio cardiovascular

Tipo de ejercicio cardiovascular que hice hoy: _____

Minutos de ejercicio: _____ Día de mi siguiente sesión: _____

Pensamiento positivo

Ejercicio de pensamiento positivo que hice hoy: _____

Cómo me sentí respecto a mí misma hoy: _____

Cómo me puedo sentir mejor mañana: _____

Resultados

Cambios que veo hasta ahora (alargamiento, tonificación, etc.): _____

Cambios que siento a la fecha (fortalecimiento, niveles de energía,
actitud mental, etc.): _____

Otros progresos: _____

Día 16   Mi plan alimenticio

Los alimentos más saludables
que elegí hoy:

Alimento	Porciones diarias		
Frutas y verduras	1 350 calorías	1 600 calorías	2 200 calorías
	1 2 3 4 5	6 7	8 9
Granos enteros	1 350 y 1 600 calorías		2 200 calorías
	1 2 3 4 5 6		7 8 9
Almidón	1 350 calorías	1 600 calorías	2 200 calorías
	1	2	3
Proteína	Todos	1	2
Lácteos	Todos	1	2
Grasa	1 350 calorías	1 600 calorías	2 200 calorías
	1 2 3 4	5 6	7 8
Agua	Todos	1 2 3 4 5 6 7 8		

Cómo puedo
mejorar mañana:

Pilates
　　　Hoy hice mi sesión de Pilates: _____
　　　Hice estiramientos de calentamiento y enfriamiento: _____

Ejercicio cardiovascular
Tipo de ejercicio cardiovascular que hice hoy: _____
Minutos de ejercicio: _____ Día de mi siguiente sesión: _____

Pensamiento positivo
Ejercicio de pensamiento positivo que hice hoy: _____
Cómo me sentí respecto a mí misma hoy: _____
Cómo me puedo sentir mejor mañana: _____

Resultados
Cambios que veo hasta ahora (alargamiento, tonificación, etc.): _____
_____
Cambios que siento a la fecha (fortalecimiento, niveles de energía,
actitud mental, etc.): _____
_____
Otros progresos: _____

Día 17   Mi plan alimenticio

Alimento	Porciones diarias		
Frutas y verduras	1 350 calorías	1 600 calorías	2 200 calorías
	1 2 3 4 5	6 7	8 9
Granos enteros	1 350 y 1 600 calorías		2 200 calorías
	1 2 3 4 5 6		7 8 9
Almidón	1 350 calorías	1 600 calorías	2 200 calorías
	1	2	3
Proteína	Todos	1	2
Lácteos	Todos	1	2
Grasa	1 350 calorías	1 600 calorías	2 200 calorías
	1 2 3 4	5 6	7 8
Agua	Todos	1 2 3 4 5 6 7 8	

Los alimentos más saludables que elegí hoy:

Cómo puedo mejorar mañana:

Pilates

Hoy hice mi sesión de Pilates: _____

Hice estiramientos de calentamiento y enfriamiento: _____

Ejercicio cardiovascular

Tipo de ejercicio cardiovascular que hice hoy: _____

Minutos de ejercicio: _____ Día de mi siguiente sesión: _____

Pensamiento positivo

Ejercicio de pensamiento positivo que hice hoy: _____

Cómo me sentí respecto a mí misma hoy: _____

Cómo me puedo sentir mejor mañana: _____

Resultados

Cambios que veo hasta ahora (alargamiento, tonificación, etc.): _____

Cambios que siento a la fecha (fortalecimiento, niveles de energía, actitud mental, etc.): _____

Otros progresos: _____

Día 18   Mi plan alimenticio

Alimento	Porciones diarias		
Frutas y verduras	1 350 calorías	1 600 calorías	2 200 calorías
	1 2 3 4 5	6 7	8 9
Granos enteros	1 350 y 1 600 calorías		2 200 calorías
	1 2 3 4 5 6		7 8 9
Almidón	1 350 calorías	1 600 calorías	2 200 calorías
	1	2	3
Proteína	Todos	1	2
Lácteos	Todos	1	2
Grasa	1 350 calorías	1 600 calorías	2 200 calorías
	1 2 3 4	5 6	7 8
Agua	Todos	1 2 3 4 5 6 7 8	

Los alimentos más saludables
que elegí hoy:

Cómo puedo
mejorar mañana:

Pilates
Hoy hice mi sesión de Pilates: _____
Hice estiramientos de calentamiento y enfriamiento: _____

Ejercicio cardiovascular
Tipo de ejercicio cardiovascular que hice hoy: _____
Minutos de ejercicio: _____ Día de mi siguiente sesión: _____

Pensamiento positivo
Ejercicio de pensamiento positivo que hice hoy: _____
Cómo me sentí respecto a mí misma hoy: _____
Cómo me puedo sentir mejor mañana: _____

Resultados
Cambios que veo hasta ahora (alargamiento, tonificación, etc.): _____

Cambios que siento a la fecha (fortalecimiento, niveles de energía,
actitud mental, etc.): _____

Otros progresos: _____

Día 19   Mi plan alimenticio

Los alimentos más saludables
que elegí hoy:

Alimento	Porciones diarias		
Frutas y verduras	1 350 calorías	1 600 calorías	2 200 calorías
	1 2 3 4 5	6 7	8 9
Granos enteros	1 350 y 1 600 calorías		2 200 calorías
	1 2 3 4 5 6		7 8 9
Almidón	1 350 calorías	1 600 calorías	2 200 calorías
	1	2	3
Proteína	Todos	1	2
Lácteos	Todos	1	2
Grasa	1 350 calorías	1 600 calorías	2 200 calorías
	1 2 3 4	5 6	7 8
Agua	Todos	1 2 3 4 5 6 7 8	

Cómo puedo
mejorar mañana:

Pilates

Hoy hice mi sesión de Pilates: _____

Hice estiramientos de calentamiento y enfriamiento: _____

Ejercicio cardiovascular

Tipo de ejercicio cardiovascular que hice hoy: _____

Minutos de ejercicio: _____ Día de mi siguiente sesión: _____

Pensamiento positivo

Ejercicio de pensamiento positivo que hice hoy: _____

Cómo me sentí respecto a mí misma hoy: _____

Cómo me puedo sentir mejor mañana: _____

Resultados

Cambios que veo hasta ahora (alargamiento, tonificación, etc.): _____

Cambios que siento a la fecha (fortalecimiento, niveles de energía,
actitud mental, etc.): _____

Otros progresos: _____

Día 20   Mi plan alimenticio

Alimento	Porciones diarias		

Frutas y verduras

	1 350 calorías	1 600 calorías	2 200 calorías
	1 2 3 4 5	6 7	8 9

Granos enteros

	1 350 y 1 600 calorías		2 200 calorías
	1 2 3 4 5 6		7 8 9

Almidón

	1 350 calorías	1 600 calorías	2 200 calorías
	1	2	3

Proteína	Todos	1	2
Lácteos	Todos	1	2

Grasa

	1 350 calorías	1 600 calorías	2 200 calorías
	1 2 3 4	5 6	7 8

Agua	Todos	1 2 3 4 5 6 7 8

Los alimentos más saludables que elegí hoy:

Cómo puedo mejorar mañana:

Pilates

Hoy hice mi sesión de Pilates: _____

Hice estiramientos de calentamiento y enfriamiento: _____

Ejercicio cardiovascular

Tipo de ejercicio cardiovascular que hice hoy: _____

Minutos de ejercicio: _____ Día de mi siguiente sesión: _____

Pensamiento positivo

Ejercicio de pensamiento positivo que hice hoy: _____

Cómo me sentí respecto a mí misma hoy: _____

Cómo me puedo sentir mejor mañana: _____

Resultados

Cambios que veo hasta ahora (alargamiento, tonificación, etc.): _____

Cambios que siento a la fecha (fortalecimiento, niveles de energía, actitud mental, etc.): _____

Otros progresos: _____

Día _____ Mi plan alimenticio

Alimento		Porciones diarias	
Frutas y verduras	1 350 calorías	1 600 calorías	2 200 calorías
	1 2 3 4 5	6 7	8 9
Granos enteros	1 350 y 1 600 calorías		2 200 calorías
	1 2 3 4 5 6		7 8 9
Almidón	1 350 calorías	1 600 calorías	2 200 calorías
	1	2	3
Proteína	Todos	1	2
Lácteos	Todos	1	2
Grasa	1 350 calorías	1 600 calorías	2 200 calorías
	1 2 3 4	5 6	7 8
Agua	Todos	1 2 3 4 5 6 7 8	

Los alimentos más saludables
que elegí hoy:

Cómo puedo
mejorar mañana:

Pilates

Hoy hice mi sesión de Pilates: _____

Hice estiramientos de calentamiento y enfriamiento: _____

Ejercicio cardiovascular

Tipo de ejercicio cardiovascular que hice hoy: _____

Minutos de ejercicio: _____ Día de mi siguiente sesión: _____

Pensamiento positivo

Ejercicio de pensamiento positivo que hice hoy: _____

Cómo me sentí respecto a mí misma hoy: _____

Cómo me puedo sentir mejor mañana: _____

Resultados

Cambios que veo hasta ahora (alargamiento, tonificación, etc.): _____

Cambios que siento a la fecha (fortalecimiento, niveles de energía,
actitud mental, etc.): _____

Otros progresos: _____

Índice analítico

Las páginas subrayadas indican recuadros y tablas. Las referencias en negritas indican fotografías e ilustraciones.

z

Pilates para todos se terminó de imprimir en febrero de 2004, en Litográfica Ingramex, S.A. de C.V. Centeno No. 162, col. Granjas Esmeralda, C.P. 09810, México, D.F.

Certificado No. 02-2082